Maja Volk:

SIROVI ŽIVOT
Ili
KAKO POČETI POČETAK

Beograd, 2014
Izdavač: Nova POETIKA

Maja Volk

SIROVI ŽIVOT

ili

kako početi početak

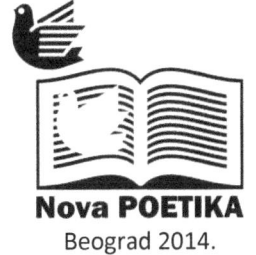

Nova POETIKA

Beograd 2014.

Početak

Moj profesor filmskog scenarija, čuveni i legendarni Ratko Đurović, jedno od svojih prvih predavanja je upravo nazvao "Kako početi početak".

Koščat, visok, predratni učitelj, osnivač crnogorske kinematografije, prvi i dugo godina jedini profesor filmskog scenarija, pisac slavnog Bulajićevog filma "Bitka na Neretvi", koji je tada rađena kao holivudska A produkcija (sam Pablo Pikaso je besplatno uradio plakat za film, zapravo, ne sasvim besplatno, tražio je sanduk našeg najboljeg vina, što je i dobio) postavio je to ključno spisateljsko pitanje, gde i kako početi početak, jednog oktobarskog dana 1976. godine. Zavaljeni u neudobne žute kožne fotelje iz kojih nije bilo ni bekstva ni spasa, u njegovom kabinetu na poslednjem spratu tada nove zgrade Fakulteta dramskih umetnosti, u nekadašnjoj Ho Ši Minovoj ulici, a današnjem bulevaru Umetnosti, mi brucoši smo ga gledali i slušali bez daha, dok Ratko nije šeretski raširio ruke, sasvim mirno rekavši – "Od kraja. Kad imaš kraj, imaš i početak."

Decenije mog scenarstičkog, spisateljskog rada iznova i iznova bi potvrđivale ovo mudro dramaturško pravilo, ali nisam sanjala da to isto negde važi i za sam život. Ili, da se ipak malo ogradim, da važi baš za moj život. Kako, pitate se, kad mi, upravo u životu, ne znamo svoj kraj, što i čini uzbudljivim put ka njegovoj neumitnosti ali i dramatičnoj neizvesnosti?

U scenariju mog života, 2008.godine desio se dramski preokret koji će zaista uzburkati i okrenuti tumbe sve. Sasvim iznenada, u naponu snage, bez i jednog ozbiljnijeg simptoma, utvrđeno je da imam zloćudni tumor na korenu jezika, koji je već počeo da se raspada tako da je metastazirao srećom na vratu, pa se videlo kao neka malo jače natekla žlezda. Prenosim vam dijalog sa specijalistom za uho, grlo, nos, kod koga sam sasvim slučajno otišla tri dana ranije...

5

OTORINOLARINGOLOG:

Stigli su nalazi laringoskopije. Bojim se da nije dobro. Imate maligni tumor na korenu jezika. Tu gde gutate. (Ja u sebi pomislim "eto, toliko si se nagutala g.....a, da se g....o stvorilo tu gde gutaš". Pokušavam da delujem pribrano i razumno.)

JA:

Koji stadijum?

OTORINOLARINGOLOG:

Početak kraja.metastaze su već krenule. To na vratu što ste mislili da je natekla žlezda, zapravo je metastaza. A moguće je da je već stiglo i do limfnih žlezda. Morate hirno, ali hitno, na operaciju.

JA:

Koliko još?

(sve vrišti u meni, plače mi se od pomisli da moja deca više neće imati majku)

OTORINOLARINGOLOG:

Ako se ne operišete hitno, još par meseci.

JA:

Kolika je uspešnost operacije?

OTORINOLARINGOLOG:

80 procenata. Ako se ne vrati u prvoj godini, može se još dugo živeti posle toga. Zato ćete preventivno morati da prođete i hemioterapiju, kao i najmanje 60 zračenja.

JA:

Šta ćete mi izvaditi?

OTORINOLARINGOLOG:

Ne znam dok ne otvorim.

Ceo razgovor je trajao vrlo kratko, rekli bismo da je bio vrlo "plodonosan i efikasan". Zakazana je operacija naredne nedelje, u ponedeljak, trebalo je još hitno da obavim niz rutinskih testova, rendgen pluća, ultra zvuk abdomena, ultra zvuk vrata, skener vrata, kardio pregled, ponovo krvna slika da se radi.... Nije bilo vremena ni za varenje primljene vesti o isteku roka trajanja, niti o istraživanju na temu šta ja to zapravo imam i zašto. Tada nisam znala ništa od ovoga što sada znam. Čula sam nešto o lanenom ulju,da kada bih ga uzimala redovno mesec dana tumor bi se istopio, ali verujte, nisam imala hrabrosti da probam da ga pijem, kada mi je hirurg tako jasno, autoritativno, zapovednički, božje superiorno odredio rok trajanja od mesec, dva dana, AKO SE NE OPERIŠEM. Mislim da sam ga čak onako zbunjena, polumrtva, bogobojažljivo upitala, zar nema još neki način, na šta je on vrlo sigurno, moćno, sa pozicije načelnika klinike, odgovorio da nema. Čak je bio dosta mrzovoljan, kao da mu nije prijao razgovor na temu bilo kakve alternative, te sam morala konačno da ućutim jer sam tim pitanjima ubrzano gubila poverenje čoveka koji će me za koji dan operisati. Čekala me je još i bitka za glasne žice, jer po svemu sudeći, uz ovaj tumor ide rutinsko skidanje svega. Zbog toga je tako tiho na odeljenju. Svi su nemi. Niko ne može da priča, da se verbalno bori, da postavlja pitanja. Zastrašujuće. Pomisao da nikad više neću progovoriti, a kamoli zapevati je bila dovoljna da poželim da skočim sa osmog sprata. Sad valjda razumete zašto terapiju lanenim uljem nisam smela ni da pomenem. Tako sam se, dobra i poslušna, bezazleno prepustila agresiji medicine, ne znajući da upravo tu završava jedan život, moj dotadašnji život. Sećam se kako sam očajnički pevala uoči operacije, moleći se u sebi da mi sačuvaju glasne žice. Sećam se kako mi je prijatelj koji vrlo ozbiljno izrađuje horoskope, poručio da se nipošto ne operišem u zakazani mi ponedeljak, "jer će biti velikih komplikacija". I kako ja, do tada učena, vaspitana, dresirana da svima ugađam, te da budem dobra i poslušna, kako ja sad da kažem onom brkatom, zastrašujućem načelniku klinike, da ne bih baš da se operišem u ponedeljak, jer moj horoskop tada neće biti dobar? Kao neka začarana tuka, kojoj nije važan njen život, njene muke, ni njena sudbina, već samo to kako da bude dobri i poslušni pacijent, iz bolnice pošaljem sledeći SMS mom prijatelju horoskobdžiji:

"Hoću li ja preživeti?"

"Hoćeš, ali će biti komplikacija."

"Ma nije bitno, bitno je da ću preživeti".

Bitno je da ću preživeti. Znala sam ja negde duboko u sebi da nema toga što neću učiniti da se sve vrati na svoje mesto. Samo mi je bila važna garancija da će se život nastaviti. Nije mi padalo na pamet da pitam, kakav će to biti život posle operacije? Ponedeljak.

Mrzovoljni brka ulazi, pregleda me u tišini, jer mi laici nismo na visini znanja da uopšte možemo da komuniciramo sa sveštenicima Nove Medicine, kako je to divno u knjizi "Ispovest medicinskog jeretika", formulisao još pre četrdeset godina, doktor Robert Mendelson.

JA:

Hoćete li mi sačuvati glasne žice?

OTORINOLARINGOLOG:

Pa nije sve u glasu. Može se živeti i bez glasa...

JA:

Može i prst u oko, ali boli, zar ne doktore? Da vas pitam nešto, da li je vama potrebna ta desna ruka kojom operišete? Mogli biste da živite i bez nje, zar ne? Pa nije sve u desnoj ruci....šta će jednom hirurgu desna ruka....

(Brka ćuti, meškolji se. Posmatram mu tu obožavanu, preciznu desnu ruku. Kladim se da jede levom rukom, a ovu desnicu, čuva samo za tenis i operacije. Nervozan je.)

JA:

Volela bih da dok me operišete, slušate ovo.

Pružam mu moj CD sa fado muzikom.

OTORINOLARINGOLOG:

Ja ne slušam muziku dok operišem. Dekoncentriše me.

JA:

Ipak, pustite ovaj CD. Možda ćete onda biti pažljiviji sa mojim glasnim žicama. I ako budete sto procentno sigurni da morate da odstranite glasne žvice, preklinjem vas, nemojte. Glas je moj život, moja profesija. Da ne pominjem činjenicu da sam majka troje dece. Pa sutra ću tumor na mozgu da dobijem ako ne budem mogla da govorim.

Udostojio me klimoglava. Uzeo je cd. Ja sam otišla na giljotinu.

Posle su mi anesteziolozi rekli da sam im skratila život, jer sam toliko krvarila da nisu mogli intubaciju da mi urade, a život mi je bukvalno visio o koncu. Operacija je na kraju bila uspešna u toliko što sam ostala živa i što mi nisu izvadili glasne žice, ali sam ostala bez grkljana, epiglotisa, onog finog kapčeta na dušniku koje sprečava da hrana dospe u dušnik, bez pljuvačnih žlezda, limfnih žlezda, dakle, bez gomile dragocenog tkiva za koje nisam ni znala da posedujem dok ih nisam trajno, za sva vremena izgubila. Pošto je najvažnije bilo da ostanem živa i da ne umrem na operacionom stolu, malo su me grublje zašili, tako da moja bista, nekada najlepši deo mene, i sada svojom invalidnošću, podseća na taj dan. I posle punih pet godina, moj podvaljak je neosetljiv na dodir. Isečen mi je mišić trapezoid, koji drži rame i leđa, pa mi je rame palo i izdeformisalo se, kao da je iščašeno. Jednom rečju, užas. Pa nismo se tako dogovorili, doktore...trebalo je samo da izvadite taj tumor i sve da bude u redu... naravno, tada nisam znala da medicina ne zna za drugo, kao što ne zna ni za milost. Njihova borba sa rakom svodi se na seci, sprži, spali. Operacija, radijacija, hemioterapija. Pa kad umreš par meseci kasnije od kijavice, jer je odbrambeni sistem organizma kolabirao, onda to više nije u njihovom domenu. "Mi smo rak izvadili...." No, ostaje ipak doživotna zahvalnost za glasne žice. I danas mi odjekuje u glavi rečenica moga autoritativnog, brkatog spasitelja:

"Imali ste sreće, a i ja sam se potrudio da zaobiđem glasne žice."

Agonija se samo produbljivala u mesecima koji su sledili. Ubedili su me da moram na hemioterapiju jer sam u grupi visoko rizičnih slučajeva pa moram i na zračenja. Ali, prestajala sam srećom da bivam toliko dobra i poslušna jer sam videla da to sve vodi kraju, mom kraju, a nikako nekom novom početku. Ni jedna njihova rečenica nije imala smisla. Dobijala sam parčiće nekih informacija. Na internet se još nisam usuđivala. Ali sam dobro znala ko je sve umro od tog vrlo podmuklog raka. Znala sam i da je smrtnost od kancera grla veća od raka dojke ali valjda nije toliko markentiški obrađen.

- Eh, da mi znamo da se rak neće vratiti, nikad vas ne bih mučili sa ovim terapijama.

Dobrodušno reče kardiolog na onkologiji, koji me je upravo gotovo veselo obavestio, da mi je srce istina, trenutno u redu, ali da ima nekih ožiljaka od preživljenog koksaki virusa, dakle, smeši mi se

9

mali bajpas za desetak godina... Drugim rečima, ako ne umrem sad od raka, sigurno umirem za deset godina od srca. Sve lepše od lepšeg. Još daleko, daleko od početka ozdravljenja, gledala sam u dve svoje fotografije i ništa mi nije bilo jasno. Na jednoj sam ja nedelju dana pre no što ću saznati da su mi dani izbrojani, vesela, lepa, radosna, sa moćnim pevačkim glasom, a na drugoj sam opet ja, mesec dana kasnije, iskasapljena, bez raka, ali starica kojoj ispadaju zubi, propadaju oči, bez kose i osmeha. Ova "izlečena" izgleda 30 godina starija od ove "bolesne". Tad sam posumnjala da nešto nije u redu.da medicina neće da prizna da je izgubila bitku i da vrlo malo zna o prirodi raka. Osećala sam se kao pijani vozač koji je slupao auto, kome sada vrhunski majstori sređuju karoseriju, samo da bi ga pustili, da par godina kasnije, kad se malo zaboravi, opet izvede fatalni čeoni sudar sa zidom. Tom pijanom vozaču niko ne govori "slupao si se zato što si pio i nemoj vise da piješ, inače će se sve ponoviti." Ne, važnije je kako izgleda auto, od toga u kakvom je stanju vozač i konačno, zašto je počeo sebe da uništava pićem. Kada sam pitala, zašto sam ja dobila rak, niko nije znao tačno ni precizno da mi odgovori. Naravno da nije ni mogao, jer samo ja znam zašto sam ga sebi napravila. Ali ni to mi tada niko nije rekao. Niko mi nije rekao da sam ja odgovorna za taj rak svojim lošim životnim navikama. I nisam ga ja dobila, nego su ga moje telo i duša napravili, jer su od mene dobijali pogrešne informcije. Dobijali su poruku da hoću da umrem i da hoću da se ubijem, pa su mi pomogli, malo ubrzavši stvar. Ni moje telo ni moja duša nisu hteli da mi naude rakom, ja sam sebi dovoljno naudila životom koji sam vodila, g....a koje sam gutala, dobrotom i poslušnošću prema svima, ugađanjem svima, samodestrukcijom, bolesnom nesebičnošću prema drugima i bolesnom sebičnošću prema sebi. Morala sam da pobegnem odatle dok me ne ubiju. Iscenjkala sam se za dve umesto tri hemoterapije (druga mi je već oštetila jetru, tada to nisam znala, ali je sve u meni vrištalo, "ne, ne, ne, treću nećeš preživeti"), te za 35 umesto 40 zračenja. Htela sam da pobegnem iz bolnice posle prve hemioterapije. Ni jedan lekar vam ovo neće reći, ali ja hoću , zato zapamtite šta kažem, smrt je blaži oblik hemioterapije. Ne postoji ništa tako strašno kao kad živ umireš. Dok sam teturala hodnikom pamtim samo kako su mi se sklanjali u stranu, kao da su videli živog mrtvaca, kao da sama smrt luta hodnicima Instituta za onkologiju.

Gledala sam onu groznu bolničku hranu u kojoj nije bilo ničega hranljivog i nešto mi nije bilo jasno. Imala sam vrlo jasan osećaj da je nekome u interesu da budemo što bolesniji i što duže po bolnicama. Novog lekara, ne manje mrzovoljnog od onog prvog, ptala sam da li mogu da uzimam aloju veru, vitaminske tablete, nešto što će me ojačati. Ehinaceu? Kao da sam govorila jezikom srednjevekovnih veštica- kao da sam rekla "zmijske repove, zečju mokraću i tucane bubašvabe". Voće? Nipošto! Nigde objašnjenja, zašto "ne" svemu onom što je dobro i zdravo, a "da" svemu onom što je ubitačno? Pitala sam, kako to mene može da ozdravi ono što me ubija? I opet tajac. Pogled nerazumevanja. Prezir prema razmišljanju. Prema mišljenju. Prema individualnosti. Dakle, zrače me, prže me, ne mogu ništa da jedem, ne smem voće (zato što voće izbacuje otrove iz organizma, a hemioterapija je moćan otrov, pa bi se voće potrudilo da to đubre ne ošteti i dobre ćelije, koje bi pale kao kolateralna šteta uz izginule ćelije raka), pitam se, od čega ću da živim, kako mogu da preživim bez hrane, bez vitamina? Leukociti su padali, padali dok nisam došla do nivoa gde bi me najjobičnija kijavica ubila. Tada me stavljaju u izolaciju, prekida se terapija, ne bih li se ja malo oporavila, i tada, tek tada, mi daju OLIGOVIT i BEVIPLEKS! Tog časa sam prestala da budem dobra i poslušna. Preplavljena besom, gnevom, bolom, samo sam rekla:
- To nije moglo ranije? Sada ste se setili da mi date vitamine, kada mi je imunitet na nuli?
Ćute. Sestre sležu ramenima. Lekari samo šmugnu na vrata. Moj gnev je toliki da preti da razruši zidove te mrtvačnice.
Kamo sreće da sam bila pametna kao moj kosmajski seljak koji je 20 godina ranije prošao istu tu operaciju ali nije hteo ništa drugo i otišao kući. Ja sam ponavljam, dresirana da ugađam kao dobra i poslušna. Bila sam dobro i poslušno dete (koliko se moglo sa mojim temperamentom i urođenom radoznalošću deteta koje želi sve da proba i sve da zna, brutalno kažnjavano za sve greške i ispade), dobar i poslušan đak (iako sam znala i dobrano osetila na koži koliko je škola nepravedna, grozna, jer se u njoj uopšte niko ne bavi sticanjem znanja, nego kaznama i nagradama, čime se uslovljava dobar i poslušan budući građanin) , dobra i poslušna žena, dobra i poslušna majka i na kraju, dobar i poslušan kancerogeni pacijent. Naravno,

nisam videla nikakvu vezu između te moje "dobrote i poslušnosti" i raka koji sam sebi napravila. Četiri meseca posle operacije, radijacija i hemioterapija, medicina je završila samnom, a i ja sa njom. Još uvek sam čekala taj novi početak.

Kako sam od operacije i zračenja izgubila skoro 30 kilograma (sa novim grkljanom morala sam bolno da učim gutanje, gde je svaki zalogaj bio propraćen kašljem od jednog sata, a hrana imala ukus eksera i slame) a krvna slika bila očajna, krenula sam borbeno sa "jakom" hranom – džigerica, biftek, jaja, kajmak, sir – ali nikako da se oporavim. Čak se pojavio holesterol meni, koja u tom trenutku izgledam kao vreća kostiju, sasušene kože, mršava i koščata. Odakle meni holesterol? I nikoga da mi kaže,pa od mesa, prženog, pečenog, od jaja, od mlečnih proizvoda, od onoga što zoveš "jakom" hranom…Ni to dakle, nije bio početak.

Godinu dana posle operacije, doživela sam slom živaca. Nisu mi rekli da će mi operacija izazvati i menopauzu, da ću ubrzano stariti ni da ću pasti u kliničku depresiju. Nisam mogla da se sastavim. Bauljajući četvoronoške, stigla sam do čoveka koji očigledno nešto zna o zdravlju i starenju, jer se niti razboljeva, niti stari, bar je meni tako izgledalo u tom trenutku. Gruja, učitelj umetnosti života, me je sumnjičavo primio, jer ja za njega u tom trenutku nisam izgledala kao neko ko je spreman za promene, da uči, da se otvori za neka nova znanja niti da počne novi život.

Čak sam, negujući svoju neurozu, izjavila:

"Neću ja da se menjam, ja hoću da se poboljšam".

Prvo sam disala duboko. Onda sam zaspala. Kad sam se probudila, bilo mi je malo bolje. Nekoliko dana kasnije, gledajući kako priprema sebi obrok, pitala sam, " šta to jedeš?"

Pričao je meni Gruja i ranije o sirovoj hrani, ali ja to tada nisam uzimala za ozbiljno. Imalo je neke logike, ali u svom "zdravlju" to mi nije trebalo. Uostalom, sva nova istraživanja su ukazivala da sam ja, kao nosilac nulte krvne grupe, rođeni mesožder, te da je za mene najbolja hrana - meso. A i kako da se odreknem lepog roštilja, jagnjećeg pečenja ili pohovanih pilećih bataka? Gruja me je ponudio svojom hranom koju on svu blenduje u blenderu, tako da nema baš privlačnu boju. Braonkasta kaša, puna svega i svačega.

"Koliko želiš?",

"Dve kašike". Probala sam da ga ne uvredim, prijatno iznenađena neobičnim, ali snažnim, iznenađujuće dobrim ukusom. Otišla kući da bih par sati kasnije osetila energiju, snagu, nešto dobro i pozitivno u sebi. Moja duša i moje telo su bolje reagovali na hranu od mojih očiju i moga mozga. Shvatili su da je pravo gorivo stiglo! Trebalo je još samo i ja to da shvatim. Počela sam da učim, da čitam, da istražujem. Gruja me je uputio na fantastičnu knjigu bračnog para Dajmond, "Zdravi i vitki", kao i nastavak iste, "Zauvek zdravi i vitki." Činjenica da je Harvi Dajmond bio vijetnamski veteran, izložen najmoćnijem otrovu na svetu, agens oranžu, koji su Amerikanci bacali na džunglu, očekujući da unište vegetaciju te tako ugledaju skrivenog neprijatelja (ne samo da to nisu uspeli, nego su postigli da razbole i ubiju desetine i stotine svojih mladih vojnika), a da je danas još uvek živ i pri tom jedini na nogama (agens oranž ubija na dugu stazu, decenijama kasnije, tako što nepovratno uništava mišićno i koštano tkivo), zahvaljujući 30 godina života na sirovoj biljnoj hrani, me je definitivno kupila. Danas, nepunih šest godina posle operacije, od nas pet žena iz sobe, samo sam ja živa. Živa sam zato što sam postala borbena, slobodna i neposlušna i što sam sve promenila.

Onog dana kad sam pokazala zainteresovanost za tuđu neobičnost, kad sam poželela da probam, kad sam se otvorila za primanje novih znanja, tada je počeo početak duže, radosnije i bolje polovine mog života. Dakle, kako početi početak? Tako što se otvorite za primanje novih znanja i uvidite da nešto mora da se promeni. A šta vi možete da promenite? Pa sebe. Kako? Prvo, promenom goriva na koje idete. Promenom ishrane. Posle toga, vaše biće, duša i telo poželeće još znanja, još promena. I tome kraja nema. To je zaista početak života. Kao da je sve što je predhodilo tom trenutku bilo samo priprema, samo uvod u ovo što sledi.predhodni život melanholije, očaja, bolesti, dobrote i poslušnosti se završio. Počeo je život radosti, borbenosti, slobode i kreativnosti.

Zašto pišem sada ovu knjigu, posle dve predhodne," KOTLIĆI SU U PAKLU, U RAJU NEMA KUVANJA" i "ŽIVA HRANA ZA ŽIVU DECU I ŽIVAHNE RODITELJE?"Zato što recepti nisu dovoljni. Nisu konačno ni potrebni. Potrebna je sloboda i kreativnost.potrebna je unutarnja motivacija. Oživljena, želja za istinom, za trajnim zdravljem.

Ali ljudi su zaboravili šta je to. Ne snalaze se baš najbolje u slobodi. Ne umeju da budu kreativni.Traže recepte.Traže pomoć nekog drugog.Traže čarobnu pilulu, zlatni štapić. Traže i lutaju svuda osim tamo gde treba. Vi ste sve što je potrebno. Vi ste se razboleli, vi ćete sebe i da ozdravite. Vi ste sebe rastužili, vi možete i da se oraspoložite. Vi vidite sve crno i neutešno, vi možete da gledate i drugim očima. Vi volite svoju kosu i lice, ali ne znate šta činite svojoj jetri ni svojim bubrezima. Počnite da volite svoje organe. Kako? Tako što ćete nešto o njima da naučite. Tako što ćete se po prvi put posle osnovne škole, zainteresovati za ono što vas čini živim. Za vaš celokupni organizam. Kada krenete da otkrivate ko ste fiziološki, ko ste anatomski, ko ste duhovno, ko ste vi uopšte, tada ćete postati slobodni. Tada ćete, što je najvažnije, prestati da budete zli i sebični prema sebi. Početak je u učenju kako da iznova otkrijete i zavolite sebe.

Uzmimo na primer, naša creva. Šta vi znate o njima, osim da su tamo negde i da se o njima ne priča. Kao da su prljava i zla. I jesu prljava od prljavštine koju jedemo. Ali nisu zla, nego su zlostavljana. A creva su izgleda, ključ našeg života. Ne mozak, ne precenjeno srce, nego creva.Tu se vrši razmena materija, a progutana hrana čudesno postaje gorivo za krv i druge organe. Prefinjena, sa milionima treplji, sa bogatom mrežom nerava, ta creva i te kako osećaju vaše zlostavljanje hranom. Kuvana i pržena hrana, termički obrađena, lepi se za zidove creva, ostaje tamo čak i godinama, sužavajući i onesposobljavajući ovaj vitalni organ. Naš čuveni gastroenterolog je jednom rekao, da kada bi čovek praznio creva kao ptice, živeo bi 150 godina. Vrlo mudro i vrlo tačno. Dužina naših creva ukazuje na to da smo u osnovi, mi biljojedi, jer imamo duga, duga creva. Mesožderi imaju kraća creva da trulež ne bi dugo bila u njima. I kako onda naša creva trpe kada mi jedemo termički prerađenu, NEPRIRODNU mesoždersku hranu? Creva pate. Ceo organizam pati.

Jedna od prvih prijatnih senzacija koje sam imala kada sam počela sa sirovom, živom hranom je osećanje, neverovatno precizno, jasno i duboko — da su mi creva čista. Da su mi unutarnji organi čisti! Odjednom ceo organizam funkcioniše kao podmazan. Ta divna, hladno ceđena ulja zaista i podmazuju organe, i sve optimalno teče. Metabolizam se ubrzava, metabolički enzimi se ne troše a mi ne

14

starimo, ili bar starenje preobraćamo u usavršavajuću mladost, kako bi rekao moj učitelj Gruja.

To hrabrenje iznutra, ta nagrada i zahvalnost koju osećate od svoga tela i svoje duše, možda po prvi put u svom životu je neverovatno, dragoceno iskustvo, a što je najlepše, - nije neponovljivo. Ono se ponavlja svakog dana! Svakog dana se budite osveženi, radosni, sa energijom, zdravi, slobodni. Oslobođeni straha od neizvesnosti. Oslobođeni straha od bolesti. Oslobođeni straha od budućnosti. Odgovorni za svoj život, svoje zdravlje i svoje bolesti.A kad ste odgovorni, onda ste i jaki i borbeni. Znate šta treba da radite.Ne može niko da vas poklekne u tome.Vaše telo i vaša duša veruju u vas.

Jedna bivša rođaka me je napala u prvoj godini mog javnog pričanja o živoj hrani:

- Ne smeš decu tako da hraniš! To nije dobro! Njima je potrebno meso! Jaja, mleko! Moje sestre su lekarke i apotekarke, one tako kažu, tako su učile!

Moj otac, prilično bolestan, ne od starosti, nego od svojih navika, takođe je prokomentarisao, preko zalogaja sočne gibanice:

- To samo važi za tebe, to je čista glupost. Nisi ti lekarka, šta ti znaš? Ne možeš tako agresivno da teraš ljude da se menjaju. Lekari znaju, oni su meni rekli da ne smem ni zeleno, ni sirovo. Ne smem da se skinem sa lekova. To su godine, to tako mora.

Naša poznata glumica, u tim istim lepim godinama, takođe je izjavila:

- To je vrlo opasno što govori Maja Volk. Kada bih ja jela tu hranu, moja osetljiva creva bi stradala.

Doktorka nutricionista, poznata po tome da živi od farmaceutske industrije, a izgledom nikako nije reklama za sopstvenu profesiju, u jednoj emisiji je prezrivo odbrusila, silinom Tiranosaurusa Reksa:

- Vitamin B 12 postoji samo u mesu. Bez njega, organizam strahovito pati. Meso je zdravo.

Pojavio se i strahoviti naslov u svim novinama: "Beba veganka umrla od neuhranjenosti. U majčinom mleku nije bilo B 12!"

Mene su optuživali za agresiju, napadali su me zato što govorim o voću!? Nisu videli svoj strah, svoju agresiju, svoju mržnju koja ih je

15

sprečavala da misle logikom prirode, da čuju, da se otvore...počinjem da naslućujem kako se oseća Gruja, koji o tome priča decenijama, a samo sam ga ja čula...

Krajem juna 2013.godine, Gruja i ja smo održali jedno zajedničko predavanje, kao početak naše škole u kojoj se uči kako da osvojite trajno zdravlje. Pored mog predavanja o super hrani, hrani budućnosti, Gruja je održao i čas disanja, odaha, predaha i nadaha, gde se ljudi uče opuštanju, slobodnom disanju i osvajaju krugova bliskosti, na neverbalan način. Iako su u svetu već decenijama prisutne telesne psihoterapije, kod nas još uvek preovladava osećanje "šta će svet da kaže"... Jedan od prisutnih kasnije je melanholično i mrzovoljno prokomentarisao: "Ne može čovek da se promeni. On stari i ide ka smrti i bolesti.To je to. Ne može tu ništa da se promeni." Drugi čovek, inače visoki funkcioner u mesnoj industriji, mi je agresivno rekao, "Ne mogu ja da se menjam u šezdesetoj godini." Tačnije bi bilo da je rekao, "Mogu da se menjam, ali neću". Želja za poboljšanjem, usavršavanjem života, želja za novim znanjem, novim informacijama, želja za razvojem, je suština čovekove prirode. Da nije bilo te urođene želje za promenom, mi bi i dalje svi jeli iz istog tanjira sa drvenom kašikom i lekari ne bi prali ruke pre operacije, ili bi i dalje sprovodili krvnu osvetu jedni nad drugima. Želja za promenom kao osnovna pokretačka ljudska snaga je preduslov za dalji ljudski razvoj. Samo onaj koji uspeva da se menja, može da se razvija i napreduje.

1981. godine bila sam student post diplomskih studija na Novoj Sorboni u Parizu, kao stipendista francuske vlade. Išla sam i u vegetarijanske restorane, ali balkanski gledala na moje prijatelje vegetarijance, kao na sektaše ili ultra levičare. Ali kad negde osetite kako ste pola veka iza njih, zastareli u shvatanjima, i kad se malo postidite svojih zastarelih   stavova, onda nastupa ćutanje i razmišljanje. Puna novih ideja, donela sam u Beograd dva sjajna revolucionarna postera. Jedan je bio identičan starom posteru za legendarni film "Prohujalo s vihorom", gde Klerk Gebl u rukama drži Vivijan Li, samo što je sada tadašnji predsednik SAD-a, Ronald Regan u rukama držao Margaret Tačer. U pozadini se dizala pečurka posle eksplozije atomske bombe. Ispod je pisalo:

"Obećala je da će da ga voli do kraja sveta. On je obećao da to organizuje."

16

Na drugom posteru bila je izazovna manekenka u neverovatnoj, dugoj bundi od nerca, za kojom je išao krvav trag. Sa strane su bila ispisana krupna, krvava slova: "Potrebno je 50 glupih životinja da se napravi jedna bunda, i samo jedna da je nosi." Postere sam zalepila na ulazna vrata. Svi moji drugari su pogledali pa rekli: "Kako je dobra riba...", a sve moje drugarice su uzdahnule "Kako je dobra bunda..." Moja generacija je dakle, bila potpuno neosetljiva i ravnodušna prema pitanjima ekologije, prava životinja, kao i svih drugih prava. Uostalom, ko je uništio planetu, ova današnja omladina ili mi, njihovi roditelji? Postere sam na žalost u besu skinula i iscepala. Moja borbenost je iščezla povratkom kući. Ovde sam pognula glavu i radila kao i svi ostali. Kuća, muž, posao, deca.... Nedavno me je jedan časopis zamolio za intervju na temu ekologije. Prenosim vam njihova pitanja i moje odgovore:

1. "U poslednjih 10 godina svedoci smo velikih prirodnih katastrofa, sa ogromnim brojem žrtava. Da li mislite da smo za neke od njih sami krivi? Da li nam se planeta sveti?

Planeta se ne sveti nikome, ona je samo jedan veliki živi organizam koji ima sve simptome vrlo bolesnog bića – povišenu temperaturu (globalno zagrevanje), povraća (vulkani, cunamiji), trese je groznica (zemljotresi), a sve zato što su se na njoj namnožili paraziti (ljudi) u potpuno nekontrolisanom broju i živu je pojedoše...ako je ona majka, a mi njena deca, po zakonima prirode, mnogo je važnija majka, jer će ona rađati decu, konačno, i lekari na porođajima uvek prvo spasavaju majku, zar ne? Zato nije reč o osveti, nego o preživljavanju Zemlje i njenim bolestima. Njoj treba omogućiti, sa puno ljubavi, pažnje i razumevanja, da se sama isceli, a ne glodati joj kosti dok ne crkne....

2. Koliko čovek nebrigom o sebi i svetu u kom živi, doprinosi njegovom polakom nestanku?

Čovek je million godina živeo u skladu sa prirodom, nije patio od boleština i najveće pošasti gladi – sve dok nije izašao iz raja – a to je zapravo početak ovog kratkog uništavajućeg doba, koje zovemo civilizacijom. Poljoprivreda je naš početak kraja. Sa poljoprivredom je počela seča šuma, iscrpljivanje i ispošćavanje tla, gajenje monokoltura, ratovi oko viška hrane i glad, kao i bolesti zbog jednolične ishrane i pripitomljavanja životinja. Od sedam milijardi ljudi na zemlji, i dalje polovina umire od gladi, a druga polovina krči i uništava sve pred sobom – izlovljava ribu kako bi hranila stoku, koja u svojim crevima proizvodi dovoljno gasa metana da uništi ozonski omotač, seče nezaustavljivo poslednje plućno krilo Zemlje – Amazoniju, sa polovinom rečnih tokova na svetu, vodu izvlači iz dubina (uništavajući prirodni krvotok planete) sa jednom ubitačnom filozofijom, koju je donelo hrišćanstvo – da je Bog sve na zemlji stvorio zbog čoveka, te da je on apsolutni gospodar svega na planeti pa može da radi s tim što god mu je volja....naša istorija je istorija gluposti. Pad sa jedna grane na onu nižu, a to vrtoglavo propadanje mi proglašavamo napretkom – pa ljudi su od energije, najčistije i prirodne, padali samo sve niže kako bi istrošili resurse – sa drveta na prljavi ugalj, sa prljavog uglja na otrovnu naftu, sa otrovne nafte na radioaktivnu i skupu nuklearnu, a sve vreme nam je pred nosom sunce, vetar i zemljina dubinska toplota.... Neće priroda nestati, nego će se priroda osloboditi nas, njenih nesnosnih parazita. Kada bi sa lica zemlje nestali insekti, život bi nestao. Kada bi sa lica zemlje nestali ljudi, život bi procvetao. Kosmički gledano, mi smo zli virusi.

3. Da li se plašite da bi možda i Srbija mogla da postane zemlja razornih zemljotresa, poplava, požara?

Šumadija je dobila ime ne po ovom današnjem sporadičnom drveću, nego po neprohodnim hrastovim sumama koje su se protezale od Beograda do Kragujevca. Nije samo opasna seča šuma, nego sađenje brzo rastućeg drveća umesto plemenitog drveta. I mi smo već prilično devastirali naše tlo – manji prinosi u poljoprivredi su uvek posledica ispošćenog tla, a dodavanje otrova, pesticida, veštačkog đubriva i slično, samo pokazuju očaj. Mene najviše brine to sto naša država smatra da u budućnosti treba ulagati i sufinansirati isključivo uzgoj stoke te da je to naša svetla budućnost. Ništa strašnije i ograničenije od toga! Kada bi ljudi prešli na biljnu hranu, možda bi uspeli da spasu planetu....mi već sada stočnim fekalijama zagađujemo reke...u svetu je polovina pijaće vode utrošena na hranjenje stoke. Kada se dogodi ovaj poremećaj u prirodnoj ravnoteži, dolazi do zemljotresa, poplava i požara.....onako kako smo sejali, sada ćemo da žanjemo. Nema tu ničeg mističnog. Samo što mi i dalje nećemo da prihvatimo odgovornost za ono što nam se dešava.

4. **se podrazumevaju pod terminom prirodne katastrofe, ali ima i onih drugih skrivenih, o kojima se ništa ili vrlo malo zna. Šta možete da kažete o tome? Kakva nama u stvari preti opasnost od prirode? Da li su to vulkani i zemljotresi ili nešto sasvim drugo?**

Nama nikada ne može da preti opasnost od prirode, samo od nas samih i naše kratkovidosti ili robovanja zakonima tržišta i profita. Ceo taj poklič povećavanja proizvodnje, je sulud! Dokle! Koliko još možemo da izdržimo u gomilanju i proizvodnji đubreta? Budućnost neminovno ide ka štednji i samokontroli, ka smanjivanju trošenja a ne povećavanju! Za 50 godina, isećiće se Amazonija i otopiće se Grenland. Tada se nivo okeana povećava za šest metara na planeti. Biće potopljeni mnogi gradovi i na Zemlji će biti mlijarda izbeglica. Ni mi nećemo biti pošteđeni a i dalje se držimo klasične struje, nafte, kao da su prirodni resursi planete svi obnovljivi. Jesu, ali ne tom brzinom kojom ih mi trošimo. Čovekov najveći neprijatelj je samo njegova pohlepa, glad i glupost.

5. **Kako možemo državu da nateramo da se više bavi ekologijom?**

Na žalost, tek kada se nešto strašno desi, tek onda ljudi i države reaguju. Umesto što decu učimo zastareloj i pogrešnoj istoriji, treba da ih učimo ekološkoj istoriji zemlje, da shvate da su sve velike civilizacije sveta propale sa sečom šuma i uništavanjem prirode. Lekovi su manje pomogli a samo su učinili bakterije rezistentnijim i strašnijim. Malarični komarac je rezistentan na sve lekove osim još na jedan. To je pitanje dana kada će se adaptirati. I onda imamo ponovo epidemije. Da li znate da je u svim ratovima, više ljudi umrlo od epidemija koje su se tada razbuktavale (u Prvom svetskom ratu, od gripa je umrlo više ljudi nego svih vojnika i civila pogođenih mecima zajedno)? Bolesti smo mi proizveli, načinom ishrane, načinom života i uzgajanjem životinja. Grip i kijavicu smo dobili od konja. Sa svinjom delimo 40 bolesti. To su činjenice. To treba da se predaje i uči. I da na svakom bilbordu stoji napisano – pitaće se naši unuci, je li moguće da su znali, a da ništa nisu učinili? Pojedinac podizanjem svoje svesti može sve. Jer, kada bi mi samo za jedan dan prestali da kupujemo Mek Donalds (a on je najveći uništavalac Amazonije, zbog bezočne potrošnje hartije) oni bi bankrotirali. Mi imamo svu moć ovog sveta, ali su nas, dresirali kao slonove – malog slona prvo drže na velikom lancu i dresiraju ga, onda kad je on potpuno duševno slomljen i velik, vežu ga samo konopčićem, koji on može jednim potezom da prekine, ali to ne čini, jer mučenik ne zna da može.

Pretpostavljam da ste dosta istraživali o tome na koji sve način zagađujemo planetu i kakve to katastrofe može da proizvede?

Što više saznajem o tome, to mi je sve teže. U početku sam imala i fizički bol na pomisao o stepenu naše brutalnosti. Evo vam samo jedna priča koja me je postidela toga što pripadam najgoroj mogućoj vrsti života na zemlji. Početkom 19. veka u Americi je živela vrsta prelepe ptice sa plavim repom – golub selac. Bilo ih je preko 5 milijardi – svedoci opisuju da kada krene selidba na jug, nebo se crni od jutra do popodneva, a da jednim metkom padne s neba i po 40 ptica, toliko su gusta i slojevita bila jata. Za 70 godina, Njujork i Vašington su pojeli 5 milijardi ovih ptica i istrebili ih sa lica Zemlje. Samo zato što su besplatna hrana jer nikom ne pripadaju. Kada je čovek došao u Australiju, u 17. veku, brodovi su morali da se cik cak probijaju kroz gusta jata kitova. Danas ih nema. Kengure su lovili i skoro izlovili da bi od mošnica ovih bezazlenih torbara pravili dekorativne torbice za duvan. Rusi su došli do Sibira u potrazi za krznom, jer su već pobili sve što miče, da bi udovoljili velikašima i carskoj sviti u njihovoj gladi za toplim bundama... Samo za potrebe engleske kraljevske mornarice, posečeno je stotine hiljada stogodišnjih jela (za jarbole) , Evropa je odavno prestala da seče svoje šume, hvali se ekologijom, a ćuti kad je u pitanju uništavanje Afrike ili Južne Amerike. Državnim dekretom su Rusi uništili najveće jezero na planeti Zemlji – Aralsko more a nisu time dobili ništa, osim očaja, gladi i pustinje tamo gde je trebalo da bude more....

6. Šta svaki pojedinac može da učini da zaštiti sebe i planetu od propasti?

Da promeni sebe. Time menja ceo svet. Prelazak sa termički obrađene na živu, sirovu biljnu hranu može da izleči svet od bolesti, da uštedi ogromnu energiju (nema kuvanja, nema mašina, nema velikih potrošača), da spase pijaću vodu od stoke, da spase Zemlju od stoke (75 posto biljne hrane gajimo za ishranu stoke a ne ljudi!), da nam sačuva ozon. Kad imate samo organsko đubre, njime može da se hrani kalifornijska glista i proizvodi prirodni humus – nema dakle hemikalija, skupih pesticida niti zagađivanja. Prelaskom na energiju vetra, mora, sunca ili geotermalnu, sve možemo da okrenemo.

Ali, dok god je profit kamen temeljac naše civilizacije, a industrije farmaceutske, prehrambene, mlečne, mesne, automobilske i druge - naši bogovi, mi hrlimo ka propasti. Treba samo da kažemo "ne!". To "ne", biće zapravo jedno veliko DA životu. "

Budućnost i opstanak celog čovecanstva leži u podizanju, razvijanju i širenju između ostalog, i ekološke inteligencije. Kupci, potrošači, građani, naročito mame, sve će više da donose odluke na osnovu transparentnih informacija o nekom proizvodu, a ne samo na osnovu manje cene ili lepe ambalaže. Zeleno, organsko, ekološko na etiketama postaje značajniji faktor za opstanak proizvoda i kompanije na tržištu od dobro plaćene reklame. Ta moć kupca da kaže "ne" ili da se odluči za zeleno, organsko i ekološko preobraziće ekonomiju i tržište sveta u decenijama koje slede. Srbija, koja u tom zelenilu kaska za Evropom nekoliko decenija, kao da ne vidi svoju moć i konkurentnost na evropskom i svetskom tržištu. Zvog toga je ključno da se ekološka inteligencija podiže u generacijama koje sad odrastaju, jer, za razliku od svojih neodgovornih roditelja, oni već sada imaju veću ekološku svest o šteti koju ljudi nanose sebi i prirodi. Ako bi znali da se za proizvodnju koka kole, na primer, troši enormna količina vode i loših šećera, a da nam u bliskoj budućnosti preti nestašica vode na svetskom nivou, možda bi se odlučili za mnogo skuplju ceđenu pomorandžu. Ako bi oni izvršili pritisak na direktore i profesore u školama da se umesto ukrasnog bilja, u dvorištima sadi voće, učinili bi za svoje zdravlje, prevenciju i opšte dobro više nego mnoge nepotrebne državne institucije. Ako bi znali da je kravlje mleko štetno, možda bi uspeli da izvrše pritisak na agrar da se okrene proizvodnji mnogo kvalitetnijih i jeftinijih biljnih napitaka, od ovsa, pirinča, badema, lešnika, susama, koji su sada, jer su uvozni, a i da se zaštiti mlečna industrija, bezobrazno skupi.... Ako bi znali da ishrana mesom, mlekom i mlečnim proizvodima direktno utiče na porast kardiovaskularnih oboljenja, možda bi uspeli da nateraju roditelje da se odreknu samoubistvenog načina ishrane. Mladost ima snagu, istrajnost, bunt i moć, ali nema informacije, nema dubinsko znanje, a izdresirana je da je za uspeh najbitnije biti dobar i poslušan...Početak promena je u širenju transparentne informisanosti o štetnosti i koristi mnogih proizvoda, kao i korišćenju društvenih mreža za širenje informacija, što će sve zajedno učiniti pritisak na mnoge kompanije i državne institucije da se okrenu zelenom, obnovljivim izvorima energije, reciklaži, ekologiji i zameni uobičajenih toksina prirodnim alternativnim rešenjima.

Moć da kažemo – ne - otrovnom, nezdravom, energetski neobnovljivom, je ono što će nas izvući iz potrošačke neuroze, građanske depresije, te iz 19.og lansirati u 21. vek. Moć da kažemo "ne" sopstvenoj neurozi, navikama, tradiciji, predrasudama, liniji manjeg otpora, pobrkanim prioritetima, lošim navikama života je ono što će nas učiniti trajno zdravim i vitalnim čovekom sadašnjosti i budućnosti.

Trasnparentna informisanost o ekologiji i zdravlju je ključ za transformaciju i državnog mišljenja kao i poslovanja velikih i uticajnih industrija. Medicina više ne može da krije istine o posledicama agresivnih tretmana. Sve je na internetu. Farmaceutska industrija više ne može da ćuti o negativnim posledicama lekova. Ugroženi su, njihov opstanak je ugrožen i to se vidi po silini agresije koja se ispoljava prema svemu što je alternativno, drugačije, prirodnije.

Prošle nedelje sam odvezla auto u servis. U pitanju je moja već vremešna, ali dobro drzeća, verna Nisančica. Pitala sam predstavnika Nisana, da li imaju neko ekološko vozilo? Rekli su mi da je Nisan proizveo auto koji je 100 posto električan, koji se puni kod kuće u utičnici na zidu i koji može da pređe s jednim punjenjem i 700 kilometara. Oduševljena, upitala sam kolika je cena.

- Nema cene.
- Kako nema....
- Pa ne možemo da ga uvezemo u Srbiju.
- Zašto?
- Jer ne znaju kako da ga registrujete. On nema motor....nema kubikažu....samo jednu bateriju na punjenje.
- I?
- Dok ne promene zakon, ništa od vašeg ekološkog auta....

Toliko o Srbiji i ministarstvu ekologije.....

Sedim preko puta Kosmaja, na terasi moje kuće u selu Babe i slušam depresivni radio. Pokušavaju da daju dijagnozu za bolest Srbije. Kažu, bolujemo od depresije, maloumnosti, debiliteta, bulemije, anemije, sve naravno u političkom kontekstu. Slušam i pamtim takve iste radijske programe od pre dvedeset i više godina. Uvek i večito ista priča, mi jadni, frustrirani, ne možemo ništa, svi nas muče, jašu, eksploatišu, nama je sve gore i gore, bankrotirali smo i duhovno i moralno i fizički i finansijski. Ali predlozi za rešenja nikad nisu usmereni na nas, nego na njih, na te bolesne, nedodirljive političare. Ja ih posmatram pa dobro uočavam kako ubrzano stare i razboljevaju se čim dođu do nekih viših pozicija. Neredovna ishrana, kafanska ishrana, stres, svakodnevno odlučivanje, izazovi, nečista savest, ljudske slabosti, pad morala, nedostatak sna, sve to ukazuje da je vrlo nezdravo baviti se politikom...pa opet, niko nije predložio nutricioniste u skupštini niti savetnike koji bi naše političare učinili zdravijim. A imaju punu podršku zvanične medicine. Dakle, još jedan dokaz da medicina ne brine o zdravlju, već o bolestima. Zamislite kada bi neko promenio jelovnik u skupštinskom restoranu, kada bi se ukinula kafa, služila umesto rakijice ceđena pomorandža, kada bi delegati bili zdravi, radosni ljudi. Možda bi se na taj način, osvajanjem trajnog zdravlja, promenila apatija i malodušnost, a prioriteti i merači uspeha ne bi bili ono što su danas – novac i moć nad drugim ljudima. Predsednik Kine je doneo dekret, naredivši da milijarda njegovih zemljaka jednom mesečno ima vegetarijanski dan, kako bi produžio životni vek svojim sunarodnicima, koji danas, jer konzumiraju svinjetinu, žive u proseku pet godina manje od Japanaca, čija je ishrana sasvim drugačija. Zamislite da se tema produžetka životnog veka Srbina stavi na listu prioriteta u skupštini. Zamislite da se vlada bavi pitanjem povećanja kreativnosti kod dece? Ja želim da doživim taj dan. Zato moram da potrajem još najmanje šezdeset pet godina...

Jedne srede kada sviram na makiškoj strani Ade, u restoranu Sanset, prišla mi je nepoznata žena, zagrlila me i rekla: "Hvala vam što ste mi spasli život." Prvi put u životu sam je videla. Nastavila je:

- Lekari su mi otkrili završnu fazu melanoma, zloćudnog tumora kože. Bio je na takvom mestu da nije moglo da se operiše. Digli su ruke i direktno rekli: "Završite sve što imate da završite, idite na neko lepo mesto i uživajte." Drugim rečima, idite da umrete. Samo je jedan

23

doktorka imala hrabrosti da me izvede iz zgrade Instituta za onkologiju i tiho kaže: "idite na internet i vidite šta se nudi. Ne smem ništa više da vam kažem." Otišla sam kući, počela da pretražujem internet i naravno, odmah došla do sirove hrane. Pretražujući dalje, stigla sam i do vas, vaših intervjua, knjiga. Krenula sam sa živom hranom i za osam meseci raka nije bilo! Kada sam otišla na pregled, mrzovoljno su procedili :"Mora da smo mi pogrešili. To uopšte i nije bio tumor...." Hvala vam do neba.

Zagrlila me je a ja sam morala da joj kažem istinu: - Nemojte meni da se zahvaljujete. Ja sa tim nemam ništa. VI ste sebe ozdravili, VI ste odgovorni za svoje isceljenje, za svoj uspeh. Vi ste shvatili da sve zavisi od vas i vaše želje da živite. Imali ste informacije, to je sve.

Mozak najbolje funkcioniše kad je frustriran. Nevolja ga stimuliše. Trenutak kada je naš poguban uticaj na prirodu toliko očigledan, učiniće da se ljudi stimulišu za inovacije, kreativnost na polju ekološkog, zelenog i zdravog.potrebno je samo da žele da svakodnevno šire znanje. Sva promena je u želji da učimo.

Ova knjiga je i deo jednog većeg projekta, koji smo nazvali karavanom zdravlja, a koji je pre svega edukativan i namenjen podizanju informisanosti što većeg broja ljudi, o svim aspektima zdravlja. Što je više zdravijih jedinki, zdravije je društvo.U ovom trenutku, Srbija je zaista mnogo bolesna. Gotovo niko više ne umire prirodnom smrću. Kardio vaskulane bolesti, kancer, sve je paradoksalno u porastu. Rešenja nisu u skupim ulaganjima u medicinu, već u podizanju lične odgovornosti za sopstvene bolesti i sopstveno zdravlje. Ako naučimo ljude da budu trajno zdravi, uštede koje će društvo da ima su nemerljive. A biti zdrav znači vratiti se i inspirisati se prirodom u kojoj svi čuvaju, održavaju i poštuju svoj habitat. U prirodi je bolest retka, a kod ljuidi je zdravlje retko. Zato je ekologija usko povezana sa zdravljem. Čist vazduh, dobra voda, sunčeva energija su izvori zdravlja i života svih bića na planeti. Biljke su ključan elemenat u celoj priči. Odgojiti i obrazovati zelenu omladinu je najmanje što možemo da uradimo kada smo već mi upropastili Zemlju. Prihvatanje odgovornosti znači početak iznalaženja rešenja.

U onom intervjuu sam rekla, pitaće se naši unuci, je li moguće da ste znali, a da ništa niste uradili?

Ja ću, nadam se, moći da odgovorim – obrazovali smo ljude, širili informacije i znanje, podučili ih biljnoj ishrani, organskom, zelenom, održivom i obnovljivom načinu života, zasadili smo voćna drva u dvorištima škola, obučili smo građane kako da na balkonima u gradovima uzgajaju organsku biljnu hranu za svoju ishranu, uticali smo na zajednice da se udružuju i prelaze na solarnu i geotermalnu energiju, da smanjuju i recikliraju svoje đubre, da ne kupuju ono što nema oznaku –zeleno-, da ne jedu hemiju, da ne stavljaju na kožu toksine, da umesto lekova, ovladaju trajnim zdravljem. Velika količina PVC plastike oko nas, direktno utiče na smanjenje testosterona u muškoj populaciji. Ako želimo da obnovimo naciju, povećamo natalitet, onda moramo da obrazujemo ljude i informišemo ih o pogubnosti plastike, lekova za povišeni pritisak, ali i o ishrani kojom mogu da obnove i podstaknu lučenje ugroženih hormona. Sve je povezano u prirodi. Povratak čistom, organskom, zelenom, znači samo dobitak i jačanje celog društva. Nekada je biti zelen značilo isto što i biti hipik, otpadnik od društva, sektaš, kao i vegeteraijanac ili neko ko praktikuje jogu. Da li nam se svest dovoljno proširila? Da li i dalje možemo mirno da jedemo meso, ako znamo ovaj podatak: Kada bi svi ljudi na svetu jeli meso svakog dana, zalihe svetske nafte bi se potrošile za tri godine. Ako bi svi ljudi na svetu jeli biljnu hranu, zalihe nafte bi potrajale još 270 godina. Ili ovo: kada bi samo jedna zemlja na svetu, SAD, smanjila potrošnju mesa za samo 10 posto, spaslo bi se od smrti glađu, 30 miliona ljudi. Danas godišnje od gladi u svetu umre 20 miliona ljudi, od toga više od polovine dece. Ili ovo: goveda u svojim crevima proizvode opasan gas metan. Kada 4 milijarde goveda na svetu, proizvedenih samo za ishranu ljudi, lansira taj gas iz creva u nebo, ozonska rupa se više uništi nego od svih izduvnih gasova automobila na svetu. Prestanite da jedete meso i spašćete planetu! Ja ne znam ni jedan bolji način da čovek postane supermen, super čovek od ovog! Uzmite sudbinu u svoje ruke i promenite je.

- Ali sve je u genima.
- Ja genetski imam visok pritisak.
- Ja genetski imam nizak pritisak.

- Ja sam genetski sklon gojenju.
- Ja imam genetsku predispoziciju za rak....
Genetika je samo talenat za nešto. Talenat za neku bolest, kao što je i talenat za pevanje. Ali da li će se taj talenat razviti, zavisi samo od vas. Ne postanu svi koji imaju sluha pevači, niti slikari svi koji imaju dobro oko....Ja možda imam genetsku predispoziciju da umrem od moždanog udara. Tako mi je umrla mama, tako je umrla njena mama. Ali ja znam da neću umreti od moždanog udara. Jer ja se ne hranim kao moja mama ni njena mama, ja ne živim kao moja mama i njena mama i što je najvažnije, ja nisam ni moja mama ni moja baba. Ja sam odgovorna za svoj život. Ja imam moć i znanje da promenim svoj horoskop.

Znala sam jednog duhovitog, moćnog gurua iz Goje u Indiji. On je u svojoj školi naučne duhovnosti (Science of spirituality) govorio kako na svetu ima 70 posto nesreće, 30 posto sreće, a u životu, 70 posto sudbine i 30 posto slobodne volje. To mi se negde, moram priznati, učinilo logičnim. Jer, ako je sve sudbina i sve se unapred zna, čemu život? A ako je sve slobodna volja, bojim se da život to demantuje. Tako da taj odnos, 70:30 nekako, bar meni, pije vodu. Ali taj guru je išao i dalje u objašnjenju: "ako čovek razvija svoju slobodnu volju, može da promeni taj odnos i izmeni svoju sudbinu." Ja već sada znam da pola horoskopa ne važi za mene, bar ne onaj deo o ljubavi i zdravlju. Kada pročitam : "čuvajte se prehlade..." samo se nasmejem, jer ja ZNAM da ne mogu da se prehladim. I nisam nikakav bog niti odabrano, uzvišeno biće. Ja sam samo jedna od mnogih koji su ovladali trajnim zdravljem, zato što :
- Jedem živu biljnu hranu
- Vežbam svakog dana
- Radim na dubinskom disanju, relaksaciji i osećanjima.

A sve to možete i vi, ako samo poželite. Bog vam je dao noge da hodate i volju da birate. Ili, kao u onom starom jevrejskom vicu, kad se Jevrejin dvadeset godina molio svesrdno Bogu, "Bože, daj mi da dobijem na lotou" a onda se prolomilo nebo i pojavio se ljutiti Jehova, zagrmevši iz sveg snage, : "Pa kupi tiket!" Ili da citiram dobrog starog Aristotela, koji kaže da je za dramu najbolje imati "lica koja delaju, a ne pripovedaju", manje pametujte, a više činite. Počnite još danas, sa prvim sledećim obrokom.

Najčešće postavljana pitanja

- Kupila sam vaše knjige, i probala ali ne mogu da spremam i sebi i ukućanima samo živu hranu. Oni traže drugo, ono što sam im do sad spremala.

Veliki je problem kada samo jedan u kući krene sa ovom ishranom ili proba da balansira. To je opet ona neurotična dobrota i poslušnost o kojoj sam na početku pričala. Ja sam nekako smatrala da je licemerno da spremam sebi zdravu hranu a da i dalje, znajući sve što znam, spremam deci lošu, kuvanu hranu sa mesom i mlečnim proizvodima, samo da bih im ugodila. Nekako, to bi bilo ravno da date narkomanu detetu sami injekciju heroina, iako znate da ga to ubija. Ja to nisam mogla. Gruja me je podučio da svako ko je punoletan ima pravo da unapredi ali i da uništi svoj život. Pa ako odrasli članovi zajednice žele da se uništavaju, nemojte im vi pomagati u tome. Neka sami sebi kuvaju i peku, a vi sebi spremajte svoje obroke i rado ćete im spremiti ono što vi jedete. To je pošteno, to je pravedno. Buniće se, protestovaće, možda će se i razboleti ali na kraju će uz mnogo gunđanja da prihvate. Imajte poverenja u njihova tela i duše koje će reagovati. Druga opcija je da polako prelazite svi zajedno na ishranu živom hranom, tako što ćete uneti male izmene, a zapravo ogromne u zajedničkom jelovniku : voće za doručak, i to velika količina, što svežeg, što zamrznutog u obliku gustih kašastih sokova, mleko zamenite bademovim mlekom ili pirinčanim koje lako možete da napravite sami, služite salatne obroke sa mesom, a ne meso sa salatom, ne kupujte gazirana pića ni Koka kole, zamenite to sa sokovima, ne pržite, već pecite u rerni i uveče ponovite bogati salatni obrok. Pravite čokoladne bombice od sirove čokolade, zamenite kafu sa sirovim orahovim napitkom i mic po mic, eto vas svih na putu zdravlja. Meso sve više zamenjujte sa ribom. Kuvano povrće sa sirovim. Hleb sa crnim hlebom dok ne ovladate tehniku sušenja sirovih krekera. Mleko potpuno izbacite, ako su ovisnici o mlečnim proizvodima, dopustite im malo jogurta, to je ipak, manje zlo, jer je polu fermentisano....u slučaju da je otpor prevelik, neka nauče sami da prave sarmu, vi se borite za sebe. Zapamtite, sloboda i kreativnost a ne dobrota i poslušnost! Harvi Dajmond tvdi da ako promenite ishranu na 70:30 u korist žive biljne hrane, već ćete toliko da ojačate imuni sistem da će moći da funkcioniše i izađe na kraj sa otrovima iz mesa. Ali je možda najbitnije da ih razumete, da razumete njihov otpor i da ga razbijete edukacijom. Naučite i njih ono što upravo i vi usvajate kao novo gradivo.

- Šta ako pogrešim? Šta ako poželim neku "staru" hranu i zgrešim?

Nema grešnika. Ima samo grešaka, a one su dobre, jer iz njih uvek možemo nešto da naučimo. Na žalost sistem vaspitanja i školovanja nas dresira tako da se svaka greška kažnjava. Na taj način se postižu dobrota i poslušnost, a ubijaju kreativnost i sloboda. Pravo na grešku je pravo na originalnost. U prirodi postoji samo jedna vrsta, najefikasnija, učenja – uči se na greškama. Ne postoje loše mame u prirodi. U prirodi ni jedna životinja ne kažnjava svoje mladunče zbog greške. Ni jedna mama ne grdi lavče što mu je promakla antilopa, dovoljna kazna je da ide gladan na počinak. Ali iz toga je naučio kako da poboljša svoju taktiku lova...

Naravno da ćete da grešite. Možda smućkate nešto što nema neki ukus. Odlično. Naučili ste da paradajz sa bananom i nije neka mešavina. Ali istražujte dalje, to je lepota i sloboda ove ishrane! Moji recepti možda vama nisu ukusni, možda nemate sve potrebne sastojke, nema veze, pokušajte da ih zamenite onim što imate u kući, istražujte, probajte, dodajte, razblažite, igrajte se, uživajte! Možete prvo da ispred sebe postavite sve sirovo što imate u kući da polako probate jedno po jedno, da vidite pojedinačne ukuse. Nešto je jače, nešto gorče, nešto slađe, nešto kiselkastije. Onda možete da sitnije iseckate sve to i pomešate. Ukus će opet biti drugačiji. Onda možete sve da izblendate i videćete da će ukus biti potpuno drugačiji, da nećete moći da ga definišete starim parametrima. Ali to je vaše istraživanje, vaša igra, vaš put. Slušajte sebe. E sad, doćiće momenat kad ćete možda poželeti nešto kuvano iz predhodnog života ili će vam dojaditi da vas na slavama i proslavama gledaju kao bolesnika koji ima posebne potrebe, pa ćete pojesti i neku zeljanicu, krempitu, parče reform torte, zalogaj jagnjećeg pečenja.... i to je deo procesa.Videćete kako je to teško za varenje,i kako to teško pada ne čist želudac. Od soli ćete se malo naduti, nećete se sigurno dobro osećati, varićete parče pice tri dana.I to je nauk. Termički obrađena hrana vam je kao cigareta – izaziva zavisnost. Zapravo, ono što je u njoj izaziva zavisnost. Šećeri, ubitačne transmasti, soli, sve to što pojačava ukus i izaziva zavisnost. U redu, probali ste, ali već u narednom obroku, unesite prijateljsku hranu – voće koje će pomoći da otrovi izađu. Vremenom ćete sve manje grešiti ili sebe kažnjavati zbog grešaka. Samo učite iz svakog iskustva. Posle 4 godine ishrane živom hranom, u nekoj euforiji sam poželela da sebe, kao, častim jednim malim espresom sa šlagom. Potpuno sam zaboravila da je kafa kiselina, a da je moj organizam očišćen i izbalansiran, alkalan. Posle pola sata sam osetila oštar bol u predelu želuca, toliko jak, da sam se potpuno zbunila: kako je moguće da mene nešto boli, kada me ništa nije zabolelo četiri godine! Šta sam to pojela kada sve jedem sirovo? I onda sam se setila malog, smrtonosnog espresa. Kiselina je pala na moj čisti želudac i on se mučio siroti, dva sata, dok je nije svario. Ja sam pogrešila prema mom želucu i naučila šta kiselina radi čistom organizmu. To vam je kao sa cigaretom posle pet godina nepušenja – preseče vam pluća neizdržljiv bol, a onda se organizam polako adaptira i postane zavistan. Ova greška je bila značajna za moj dalji razvoji i razumevanje dejstva loših namirnica na zdrav organizam. Radujte se greškama, jer iz njih možemo nešto da naučimo!

- **Napravite mi neki jelovnik. Kako da krenem. Šta da jedem ujutru, u podne, uveče. Koliko obroka?**

Mnogo pitanja....mnogo pametovanja, mnogo mudrovanja. A nigde želje za eksperimentom, igrom, samostalnim istraživanjem, slobodom. Kao da tim pitanjima podsvesno želite da me zlostavljate, da na mene prebacite odgovornost za svoj život. Pa kada pogrešite, niste vi krivi, nego ja što sam vas loše uputila....tako se bar osećam kad čujem ova pitanja, a čujem ih, verujte svakog dana i to od onih kojima sam satima pričala, koji poseduju moje knjige, moje recepte, moja znanja. Znam da će da zvuči teško, ali progutajte knedlu i pokušajte da razumete ovo što ću sad reći. Vi zapravo hoćete i nećete da nešto naučite. Navikli ste na gotova rešenja i da ne razmišljate mnogo o tome šta ćete da jedete i kako će da izgleda vaš sledeći obrok. U svim časopisima gde se propagiraju dijete, postoje divni jelovnici, za svaki dan u nedelji. Nutricionisti zarađuju silne pare time što vam prave jelovnike. Da li iko ikome u prirodi pravi jelovnik? Kome treba uputsvo za jedenje šargarepe, jabuke, trešnje, krastavca? Pa ovo je konačno prirodna ishrana, zato što nema pravila, ali ima principa! Ne jesti termički obrađenu hranu i svakoga dana sve po malo! Da li je to zaista toliko teško i neprirodno? Da li su naši zdravi preci, baš kao i predivni bonobo primati, imali jelovnike ili su išli po šumi i brali bobice sa drveta, brali travke, jeli voće dok se ne najedu i živeli, ne opterećujući se sa jelovnicima i receptima? Imali su samo par pravila. Biljojedi jedu biljke, mesožderi biljojede, a svaštojedi uglavnom biljke, a onda i po kog insekta ili manjeg sisara....ako baš nema sočnih krušaka na vidiku... raznovrsna ishrana u kojoj ima svega – ugljenih hidrata (voće), plemenitih masti (hladno ceđena ulja), proteina (semenke, orasi, bademi, kinoa, mahunarke) uz žitarice koje daju snagu i mišiće, i imate sve! Koliko čega? Koliko treba za jedan obrok? Ne znam ni koliki ste, ni koliko imate godina, ni da li ste krupni ni sitni, ni da li radite naporne fizičke poslove ili ste kompjuteraš, ne znam ništa o vama, da bih mogla da vam odgovorim na to pitanje. Ali vi to savršeno znate. Vi znate kako se osećate kad se pretovarite, kad preterate sa nekom hranom, to odlično znaju vaša creva i vaš želudac. Pitajte njih, pitajte svoje organe, svoje unutarnje biće koliko i šta mu prija. Samo je bitno da ništa nije termički obrađeno, da ne solite sirovu hranu, jer ona ima svoje dragocene soli koje se gube kuvanjem i da uživate u osvajanju zdravlja. Ako preterate sa semenkama, preteraćete sa mastima u njima a to nije dobro. Umerenost i raznovrsnost, to su principi.

- **Da li Vam je bilo teško da se sa mesa i teških zaprški prebacite na potpuno sirovu hranu?**

Ne. Moje telo se obradovalo u roku od dva sata jer je osetilo konačno priliv energije, vitamina, enzima, živih celija.....u roku od pet dana koža se iščistila, za tri nedelje je krvna slika bila savršena, 3 meseca kasnije počeli su da nestaju stari ožiljci na koži, od tvrdih peta, laktova do BSŽ vakcine, sve je nestalo, sitne venice, celulit, a imala sam osećaj da su mi organi čisti iznutra. Nema znoja, nema mirisa, creva lagana, neopterećena, želudac uvek miran, bez kiseline za varenje teških stvari, i najvažnije, neuroni kad su počeli da dobijaju ovu fenomenalnu hranu kao gorivo, počeli su da proizvode i kvalitetnije misli.....porast kreativnosti, energije, životne snage, sve je bilo petostruko. Živa hrana je toliko ukusna, da je meni ova konvencionalna hrana sada bezlična i neukusna. Kada jedete svaki dan i mešate po 30 različitih namirnica, voće, povrće, semenke, hladno ceđena ulja, klice, orašaste plodove, onda je monotona šnicla sa krompirom više nego otužna i jadna......

- Imam kćerku od 11 godina, koja nikad, čak ni kao beba nije htela da jede ujutro. Taj problem provlači se do današnjih dana, pa Vas molim da mi pomognete i predložite nešto zanimljivo, primereno njenim godinama, i činjenici da prvi obrok u danu gotovo nikad ne uzme pre 11 sati pre podne, što je veliki problem kada ujutro ide u školu, jer je često prođe i nekoliko časova dok ne pojede bilo šta. Ponekad uspem da joj «uvalim» milkšejk sa voćem, ali i to čist izuzetak.

Zašto se brinete? Velika je predrasuda ono naše uvreženo starinsko učenje da je doručak najvažniji obrok u toku dana – jeste samo ako je voćni, jer se tada vrši detoksikacija organizma za koju treba velika energija. Organizam se čisti od negde 5 ujutru do podneva. Voće ne troši veliku energiju za varenje, brzo, već nakon pola sata napušta želudac a energija iz voćnog šećera stiže u krv. Ako se umesto voća, pre podne ponudi „jak" tradicionalni doručak, dete će ga variti pre podne i biti pospano. Mnogi loši đaci u školi su loši samo zato što su obilno doručkovali.....dakle, ono starinsko, iz Pinokija - jabuka u ruku, je mnogo energetski jače od teških prženica sa eurokremom, teško svarljivog mleka ili pogačica....smućkajte joj sok od nekoliko vrsta voća i zelenog lisnatog povrća i to neka popije – šargarepa, banana (hrana za mozak), jabuka, šaka zamrznutih bobica (borovnica, maline), nekoliko badema, sad će lubenice, dinje, kruška, čaša tog soka će je držati do popodne. Možda nju samo mrzi da jede a oseća da joj ne bi prijao težak doručak. Naše telo uvek zna bolje od nas.

- veliki problem sa viškom kilograma nakon porođaja...u drugom stanju sam ostala sa 59 kg i ugojila se u trudnoći do famoznih 95 kg... Godinu i po dana je prošlo od mog porođaja i do danas sam smršala 17 kg a nisam držala ni jednu dijetu... jednostavno su kilogrami   sami išli na dole... ali u poslednjih 6

meseci stojim na istoj kilaži od 78 kg i pokušavajući raznim preparatima ništa se ne smanjuje. Nulta sam krvna grupa i dobrog sam zdravlja. Krvna slika odlična. Nadam se da ćete mi pomoći u mojoj teškoj borbi sa kilogramima.

Živa hrana će vam pomoći da se osećate energetski dobro, da budete zdravi, a da višak masnog tkiva prirodno nestane. Živu hranu ne treba soliti, jer sveže povrće ima svoju so, koja se gubi kuvanjem. So vezuje vodu i stvara nadutost u organizmu. Izbacivanjem soli, kuvanog i pečenog, kao i termički korišćena ulja, koja se sva lepe za creva, vi ćete očistiti organizam od otrova, a onda će vam metabolizam biti optimalan – bubrezi i creva će bolje da rade, organizam će biti efikasniji u izbacivanju otrova. Uzmite knjigu bračnog para Dajmond, "Zauvek zdravi i vitki". No, ishrana je samo jedan deo života. Za telo su bitni kretanje i vežbe – time unosimo više kiseonika. Uvedite sat jedan dnevno kardio vežbi – brzo hodanje, trčanje, kućni trenažer, kao i obavezno istezanje, uz vežbe snage, sa malim tegovima. Puno svežih sokova i vode....vežbajte dok gledate televizor, vežbajte sa detetom – plešite uz muziku dok ne padnete s nogu....

- Pre deset godina zbog kamena mi je izvađena žučna kesa, i odtad često imam probleme sa varenjem, brojne i neformirane jutarnje stolice, koje me sprečavaju da bilo šta uradim dok se situacija ne smiri. Lekari su mi rekli da je moje stanje jednostavno takvo kakvo je i da se na njega naviknem. Mogu li da makar neki obrok promenim s obzirom na sve ovo. Imam 65 godina, nisam gojazna, i inače sam solidnog zdravlja.

Medicina nikad neće priznati neznanje, nego će reći, - naviknite se na to....živa hrana znači unošenje živih ćelija svaki dan, koje mogu da vam obnove i zamene izgubljene ćelije tkiva. Kuvana i pečena hrana se mnogo teže vari od sirove.... kod sirove hrane je problem samo celuloza, vlakna, ali ona se u dobrom blenderu i sokovniku odlično prerade, i onda naš stomak ne mora da se muči. Pravite sokove od povrća – u dobar sokovnik stavite blitvu, salatu, krastavac, peršun, šargarepu, cveklu, paradajz, paprike, sirovi krompir (sok je vrlo lekovit) i pijte. Pravite sokove i kašice od voća i koštunjavog voća, i zalivajte obilno hladno ceđenim uljima i limunovim sokom. Ulje od lana, kikirikija, susama, maslina, bundeve, konoplje, maka, crnog kima, biće pravi melem za vaše mučeno tkivo....nisu bitne količine – ovo je kvantna hrana, gde je svaka ćelija, svaka kap iskoristljiva i blagodetna...obradujte konačno svoje unutrašnje organe!

- Imam 22 godine visok sam 178 i imam oko 95 kg, Ne bolujem ni od kakvih hroničnih bolesti. Student sam i uglavnom vreme provodim učeći i sedeći. Želim da smršam i što je navjažnije korigujem ishranu. Da li mi možete dati neke savete o tome kako da korigujem ishranu i da se samodisciplinujem pošto kad je hrana u pitanju teško mi je da se kontrolišem, a pogotovu kad sam pod nekim naporom recimo kad učim tada se naročito prejedam. Povremeno imam osećaj da je hrana za mene ono što je cigareta za pušače.

Tvoj problem je stres, a unošenjem hrane (čitaj, šećera) za trenutak se alarm u mozgu gasi. Ti prvo moraš da znaš da nepravilno učiš – moraš da praviš pauze na svakih pola sata, da učiš hodajući, stojeći, šetajući se, da vežbaš ujutru i uveče i da jedeš hranu koja je dobra za mozak – živu hranu, jake voćne sokove i velike salatne obroke, sa raznovrsnom hranom – bar 1 banana svaki dan, 2 jabuke, 2 pomorandže, 2 šargarepe, pola avokada, 50 grama mlevenog susama, lana i badema, krastavac, paprika, brokoli, celer (kao sok ili rendan u salati), cvekla i smrznuto voće – borovnice, ribizle, crne ribizle. Šetnja u parku sa dubokim disanjem uveče i ujutru....ako ti sam sebe ne disciplinuješ, ko će drugi? Sve od tebe zavisi.

- Imam problem sa malokrvnošću. Ma koliko se trudila i koristila razne preparate dešava se da povremeno završim na injekcijama. To mi nije nimalo prijatno, i volela bih, ako je moguće, da iglu zamenim nekim zdravim rešenjem. Nisam baš spremna da se odreknem svega kuvanog, ali bih volela da probam da popravim krvnu sliku na ovaj način.

A što nisi spremna? Šta te sprečava da budeš zdrava i da probaš, vica radi? 3 nedelje ishrane živom hranom će ti garantovano poboljšati krvnu sliku. U svakom slučaju, ujutru i uveče popij po pola litre voćnog gustiša (kombinuj blender i sokovnik) - obavezno svakog dana u tom soku da bude – kašika meda, kašičica cimeta, kašičica polena rastvorenog u toploj vodi, šaka smrznutih bobica (borovnice, ribizle, maline, višnje), šargarepa, cvekla, jabuka, pomorandža, banana, celer, pšenične klice, bademi, mleveni susam i lan (ima mešavina antiholesterol u radnjama zdrave hrane), i po želji još dinje, lubenice, kruške, smokve, nektarine, breskve, kajsije... i obilje salata posutih golicom, orasima, (ne preterivati – do 50 grama ukupno semenki na dan), suve šljive, suve kajsije (imaju najviše gvožđa)...

- Sportista sam. Hteo bih da pređem na sirovu hranu ali me plaši što ću izgubiti kilažu i što ću biti gladan.

Jednom mi je moj sin, plivač i košarkaš, rekao da sportistima treba jaka hrana, i da ne mogu da žive samo na biljkama. Onda sam mu ja rekla, da koliko ja znam, za prvu bračnu noć, naš narod oduvek služi med i orahe, a ne praseće pečenje. Zna se gde je energija...

Ja znam da nas je na ovoj planeti samo 0, 5 posto onih koji žive na živoj hrani, i da od tog neznatnog broja, opet, samo možda 1 posto odluči da se bavi sportom. Ali pogledajte od tih nevidljivih 1 posto vegana, šta su uspeli u sportu da učine. Zamislite da ih je deset puta više, pedeset puta više... Kad poredite, imajte u vidu ove brojke...

Robert Čiki, predsednik i osnivač sajta *veganbodybuilder.com* je vrlo poznat vegan atletičar. Počeo je kao kroskantri trkač, a zatim prešao na bodi bilding. Takmiči se od 2005. i bio nekoliko puta šampion. Skoro dvadeset godina je na živoj hrani.

Mek Denzing je američki profesionalni borac i instruktor borilačkih veština, nekadašnji šampion lake kategorije, bio je nacionalni šampion ekstremnog izazova (Extreme Challenge National Champion), te pobednik Ultimat Fajtera 6. Vegan je od 2004. godine i veliki borac za prava životinja....

Robert Hejzli je vrlo poznat kao vremešni a uspešni bodibilder u svetskim krugovima. Počeo je sa bildovanjem svojih mišića još 1971 godine a od 2005 reða titule, četvrti na britanskom šampionatu, treći kao Mister Engleske i šesti u svetu u dizanju tegova. Robi je na živoj hrani od 1989, iz zdravstvebnih razloga, posle teniske povrede. Tada mu je trener savetovao da pređe na živu biljnu hranu, što je, kako sam kaže, poboljšalo ukupno zdravlje, oslobodilo ga svih povreda, i omogućilo mu da mnogo intenzivnije vežba, bez umaranja....

Keit Jolms je američki bokser koji je profesionalnu karijeru započeo 1989. i dogurao do titule svetskog šampiona u srednje teškoj kategoriji. Do 2005., ovu titulu je više puta odbranio, gubio i ponovo osvajao. Na živoj hrani je od 1989.

Skot Jurek je višestruki pobednik u trkama na sto milja i dva puta pobednik ultra maratona, koji se trči preko 217 kilometara. Trka počinje u Dolini smrti, ispod nivoa mora a završava na planini Vitni Portal, na nadmorskoj visini od 2500 metara. Uključuje trčanje po tri planinska venca sa ukupnim usponom od 4000 metara I silaskom od 1500 metara. Pobede su počele od kako je prešao na živu hranu.

Žorž Larak je profesionalni hokejaš, jednoglasno je proglašen Najboljim hokejaškim borcem, 2003. godine. Takođe je bio prvi na listi i 2008. godine. Larak je takođe borac za prava životinja, a uvek ističe da od kad je na živoj hrani, da se oseća nikad bolje....

Moj omiljeni vegan, legenda sporta, Karl Luis. nepobedivi Karl Luis, koji je još od 1990. vegan. Sećate ga se -momak koji je osvojio 10 olimpijskih medalja, uključujući 9 zlatnih i 10 osvojenih svetskih šampionata ....Karl Luis je danas glumac, a bio je sprinter, na 100 l 200 metara kao i nenadmašni skakač u dalj. Atletičar godine 1982., 83., 84. Proglašen je za sportistu veka, od strane Međunarodnog olimpijskog komiteta proglašen i za Olimpijca veka. A sve je mlađi i mlađi, sudeći po slikama....

Majk Maler je vegan, trener snage i instruktor nečeg što se zove dizanje stočnih zvona! (kettlebel). Trenirao je mnoge svetske borce poput Frenka Šamroka, vodeći je stručnjak iz oblasti snage, kondicionog treninga i razvoja novog sporta – pomenutog podizanja stočnih zvona.....

Maler je snimio nekoliko DVDa, napisao knjigu, redovno piše za nekoliko sportskih časopisa, a vegan je od 1997. godine....

Patrik Nešek je bacač u Glavnoj bezbol ligi i igra za klub Minesota Twins. Poznat je po neverovatnim bacanjima iz nemogućih uglova. 2007.g. je pročitao knjigu Kineska studija, o kojoj je pokušala u emisiji Žene da govori savetnica za biljnu ishranu, mlada 26 godišnja Marina Grubić, ali samo što nije bila pojedena od doktorke Jagode Jorga (kakva ironija, da pod biljnim imenom živi Tiranosaurus rex) . Patrik je rekao da mu je ta knjiga promenila život i spasla karijeru, jer se zahvaljujući ishrani živom hranom izlečio i oslobodio svih zdravstvenih tegoba....

Fiona Ouks je dobila 17 britanskih šampionskih titula kao bikliskinja, a predstavljala je Britaniju na olimpijadi u Barseloni, 1992. godine. 2007. je postala šampion u maratonu, oborivši 13 godina star rekord za preko 11 minuta. Fiona je učesnik više međunarodnih maratona, a uvek je među prvih deset. Ovo je posebno interesantno, jer Fiona ima veštačko koleno. Ona je na živoj hrani od najranije mladosti, još od 16. godine.....

Pet Rivz je još jedna maratonka i fitnes trener. Dizala je tegove za britansku reprezentaciju još od 1994. godine, a 15 godina za redom bila vice šampion. 40 godina jede sirovu hranu, a sa maratona je prešla na bodibilding 1989. godine. I danas, sa lakoćom diže 100 kilograma.... Pre 40 godina dijagnostikovan joj je težak oblik raka kostiju. Da nije prešla na vegansku ishranu, odavno je ne bi bilo među živima. Danas je ona i pisac i nutricionista, maratonac i dizač tegova, kao i neumorni predavač o lekovitosti žive hrane....

Veja Reonboud je svetski rekorder u skoku u vis. Drži rekorde u svetskom heptatlonu, skokovima u vis kao i u troskoku. Veja jede organsku vegan hranu a sportom se bavi od 16. godine.

Meri Stabinski za sebe kaže – ja sam vegan triatlon takmičarka, i sada se bavim trčanjem od sprinta do punog gvozdenog maratona. Uz to plivam, vozim bicikli , učestvujem u svim multi sportsakim događajima. Vodim uredno dnevnik treninga i ishrane, kako bi i drugi veganski sportisti znali šta i kako da rade....

Ed Templeton je profesionalni skejtborder sa gomilom osvojenih titula. Na živoj hrani je od 1990 godine, i kaže "Kada jednom pročitate šta i kako rade mesna i mlečna industrija, postaje vrlo mučno i teško da ih podržite. Ja ne želim da moj novac ide na klanje životinja i podržavanje tog celog nezdravog sistema".

Ted Trendi je osnivač Zelenog Tima, kluba veganskih atletičara koji se specijalizuju za triatlone, maratone, plivačka i atletičarska događanja. Zeleni tim ima pristalice i članove širom sveta. Ted je vegan od 2006. Pre toga je bio težak 150 kilograma, i tada je odlučio da nešto promeni u svom živoptu. Počeo je sa dijetom, ishranom živom hranom,kao i redovnim treningom. Danas živi u San Dijegu u Kaliforniji, ima restoran žive hrane, lični je (ne)kuvar, trener i instruktor biciklizma. Takmiči se u gvozdenim maratonima i ultra maratonima...

Gledajući ovu listu, vidim nešto zajedničko svim ovim sportistima, osim ishrane živom hranom -a to su neverovatno duge i plodne karijere. Svima je koža živa, ružičasta, osmeh blag a zdravlje izbija iz očiju... Kao da su svi zaustavili vreme! I jesu, naravno, zahvaljujući živim biljnim ćelijama, koje unose u svoj organizam svakog dana. To me je inspirisalo da krenem sa redovnim treninzima i uskoro i ja učestvujem na nekom maratonu.....

- **Na živoj sam ishrani već dva meseca....volim da jedem boraniju pa me interesuje kako da je pripremim...t.j.da li se može jesti živa? Hvala...**

Toliko ima divnih biljaka na ovom svetu, povrćaka i voćaka koje se mogu jesti žive, da je vrlo mali, gotovo zanemarljiv broj onih koje nisu ukusne ili po malo i otrovne kad se unose sirove u organizam. Boranija je jedna od njih. Ja je jedem iz zamrzivača, samo otopljenu, koja je ovlaš blanširana i tako zamrznuta. Takva boranija je vrlo ukusna kao deo salatnog obroka. U ovoj ishrani je bitno da zapamtite da nema monotone, monokulturne ishrane. Danas jedem grašak, sutra boraniju....ne, i danas i sutra i preko sutra, u salati imajte po kašiku od svakog povrća i voća. Onda uzimate ono najbolje iz biljaka. Jer, svi znamo da ako odjednom pojedete recimo kilogram višanja, ili trešanja, ili samo jagoda, ili ovog ili onog, želudac reaguje jer je dobio previše nečega. To važi i za semenke i za svu biljnu hranu. Ali ako od svega uzimate po malo, kao i u životu, onda ste namireni svim što vam je potrebno svakog dana. Pola šargarepe, pola krastavca, 2 kašike kukuruza šećerca, dve kašike graška, kašika boranije, četvrt cvekle, pola paradajza, pola paprike, šaka rukole, grančica celera, malo peršuna, 3 badema, 3 oraha, šaka suncokretovih semenki.....pola limuna i malo mešavine hladno ceđenih ulja, eto veličanstvenog i moćnog salatnog obroka u kome imate sve. Uvek kombinujte boje. Žuto, zeleno, crveno, ljubičasto, crveno, narandžasto, i ne možete da pogrešite. Dugine boje svakog dana, a ukus menjate sa salatnim prelivima, koji, konačno svemu i daju ukus. Eksperimentišite, kreirajte svoje salatne obroke i u njima će se uvek naći mesta i za boraniju!

- **Kako jedete krompir?**

Ne jedem ga živog, mada nije otrovan kako su nas učili. Ne jedem ga živog jer je tvrd i neukusan. Ali zato, sok u sokovniku isceđen od sirovog krompira je i te kako lekovit, naročito za sve želudačne probleme. Tako da ga ponekad ubacim u sokovnik i taj sok dodam voćnom soku. Krompir su Maje pre hiljadu godina odgajile od otrovne u jestivu biljku. Moram da vam priznam da kao neko ko je obožavao ovu biljku, ponekad, recimo, dva, tri puta godišnje toliko se poželim krompira da ga ispečem u ljusci u rerni i pojedem. Probala sam da krompirov čips sušim u sušaču i nekako, ne ispada baš najbolji. Ispada staklast. Možda ga nisam dovoljno marinirala u ulju. To eto prepuštam vama, ja sam se zadovoljila ovim : kad mi se jede krompir, skuvam ga ili ispečem, mada znam da u njemu takvom, osim skroba nema ničega. Onda malo razmišljam o tome zašto mi se jede krompir, i uvek dođem do neke melanholije detinjstva. Dakle, problem je psihološki, a ne nutricionistički. Sok cedim.

- **Kako se jedu žive žitarice?**

Jedu se klice žitarica, tako što se preko noći potope u vodi (organski negazirani, integralni pirinač, pšenica, raž, kinoa). Potapanje semena u vodi deblokira blokatore klijanja i tako "oživljava" seme. Zato birajte organsko, netretirano seme, jer na žalost, poljoprivreda danas upravo tretira seme kako ne bi moglo da klija. Zato je brašno mrtvo i ubitačno. Dakle, pošto ste potopili seme u vodi, tu vodu menjate dva puta dnevno, par dana, ispirate seme (ja posedujem klijalicu, vrlo korisnu spravu koja sve radi, ispira, čisti seme u malom stakleniku, moje je samo da jednom dnevno promenim vodu) i tu klicu od par dana pospete po salatama, ili izblendirate sa vodom u blenderu i dobijete napitak – mleko, od žitarica. U njega dodate malo meda, štapić vanile, bananu i eto milk šejka! Žitarica koju jedem svakog dana sa uživanjem u tanjiru salatnog obroka je – kukuruz. Kukuruz šećerac se ne blanšira pre zamrzavanja, tako da kad se odmrzne onda je predivan, a sve dragocene materije u njemu su sačuvane. Najlepše je inače proći krajem avgusta pored kukuruzišta i ukrasti po neki klip mladog kukuruza pa ga grickati takvog svežeg....

- **Krenula sam pre nedelju dana sa živom hranom ali imam po nekoliko puta dnevno stolice i grčeve u stomaku. Šta da radim?**

Živa biljna hrana ima zadatak da očisti organizam od toksina i štetnih materija. Otrovi se iz tela izbacuju putem kože, preko znoja, na usta povraćanjem i pražnjenjem creva. Šta se dešava kada organizmu servirate turbo gorivo od žive hrane? Telo i duša se toliko obraduju da uzbuđeno uzviknu: "Konačno, prava hrana!" i krenu manično da čiste organizam, jer ne znaju kad će doći sledeća porcija... pa tako čiste li čiste, jedno nedelju dana, a onda se opet skupe i prokomentarišu: "vidi, ovaj ili ova se dozvala pameti i svakog dana nam daje dobro gorivo. Ajde , ne moramo više tako rigorozno da čistimo." Organizam se adaptira i kreću redovne stolice, koje su kod vegana normalne čak i kad ih ima više tokom dana ali i kad ih nema po par dana. Kao kod beba. Hrana je toliko iskoristljiva da nema potrebe za otpadom, ili je vaš metabolizam prosto prirodno takav. U svakom slučaju, sve ide kao podmazano, mirisi i smrad se smanjuju, jer nema truleži, znoj ne smrdi, zadah u ustima nestaje, sve ono što je zapravo posledica konzumiranja termički obrađene hrane, mesa, mleka i mlečnih proizvoda. Samo istrajte, sve tegobe nestaju za par dana, a to što ih imate su upravo dokaz da imate puno toksina, otrova u sebi! To je inače razlog zašto se ne dozvoljava na onkologiji upotreba voćnih svežih sokova – jer voće upravo ima zadatak da se bori sa otrovima – hemoterapija je otrovna za ceo organizam i onda voće pomaže da se izbaci iz organizma. U prevodu, poništava se efekat hemoterapije. Ja sa tim nemam nikakav problem. Imam problem kad me leče otrovima.

- **Zar kuvana hrana nije lakša za varenje?**

Mi danas živimo u atomskom i informacionom dobu, a varenjem velikih količina kuvane hrane sami sebe uništavamo, tako što sebi postavljamo prepreke i smetnje daljem razvoju. Otuda konflikti, ratovi, nezadovoljstva, zlo. Truli ljudi prave i trula društva.

Sokovi iz svežeg sirovog voća i povrća su zapravo sredstva pomoću kojih se sve ćelije u našem organizmu namiruju sa potrebnim elementima, i to na vrlo lagan način. Vi morate znati da kuvane i prerađene namirnice mogu doduše sadržavati u sebi po nesto hranljivo, ali one nemaju snagu kojom bi na ispravan način obnovile naše celije. Kad stavite kuvanu šargarepu u zemlju, ne nikne ništa.

Kada stavite sirovu, nešto nikne. Biljna sirova hrana sadrži žive ćelije, koje poput matičnih ćelija obnavljaju ćelije u organizmu. Niko ne želi da mu se presadi prokuvano srce, jer ono je mrtvo i deformisano. Samo duboko zamrzavanje čuva snagu sirovog. Stalnim varenjem kuvanih i termički prerađenih namirnica dolazi vremenom do izrazitog slabljenja naših ćelija i našeg tkiva. Ni jedan lek na svetu ne donosi u krv nešto čime bi telo moglo da se neprestano obnavlja. Čovek može dnevno da pojede četiri ili pet velikih obroka, a da telo i dalje oseća nedostatak i glad za životnom energijom. Zato je količina sirove hrane koja je potrebna organizmu MANJA od količine kuvane hrane na koju smo navikli. Ovo je vrlo efikasna i ekonomična ishrana. Manje jedete a imate više energije. Voćni sokovi su pročišćivači čovekovog tela.

Naravno da voće mora da bude zrelo. Jedna jabuka na dan doktora tera van, ali pod pretpostavkom da inače jedemo dovoljno sveže hrane. Voće - ne bi trebalo da jedemo u kombinaciji sa skrobom ni mastima I pogotovo ne sa belim šećerom. Ono već u sebi sadrži dovoljno dobrog, voćnog šećera, tako da potpuno treba belu i smeđu smrt izbaciti iz kuhinje. Ako hoćete dodatno nešto da zasladite, dodajte med, javorov sirup, agava nektar ili steviju... Voće snabdeva telo potrebnim ugljenim hidratima i šećerom. Sokovi od povrća istovremeno i hrane i obnavljaju telo. Oni sadrže sve aminokiseline, minerale, soli, enzime i vitamine potrebne čoveku, naravno samo ako su u svom prirodnom, svežem, sirovom stanju. Najveća vrednost životne energije je skoncentrisana u biljnim zelenim vlaknima, za koja mi više nemamo savršene, primatske zube jednog šimpanze ili bonoboa. Ali dobro žvakanje, koje smo zaboravili, može mnogo da učini. Konačno, ko nema zube, ima blender. Sirova hrana je najprirodnija hrana za čoveka. Ali kako ja razumem da nije svako u stanju preko noći da neprirodnu kuvanu hranu zameni prirodnom, sirovom, neka prvo krene sa sokovima od voća i povrća, kašastim sokovima, salatama, i jedan po jedan obrok da zamenjuje. Ja lično nisam imala ni kakvih tegoba, jer sam oduvek jela puno voća. Ukoliko ste i vi jedan od onih koji uzimaju hranu bez ikakvog plana, znajte da sokovi imaju za vas životno presudno značenje, jer snabdevaju vaše telo potrebnim životnim elementima i vitaminima koji nedostaju u kuvanim i prerađenim namirnicama. S druge strane, ni stopostotna sirova hrana bez svežih sirovih sokova nije dovoljna. Imate mnoge vegane koji žive na smenekama i žitaricama i preziru voće, što nije dobro. Čak znam iz iskustva kako takva ishrana ne vodi ka zdravlju. Ali frutarijanci, voćojedci, oni i na voću mogu biti doživotno i trajno zdravi. Zašto? Zato što se iznenađujuće veliki deo molekula iz kojih se sastoji hranljiva materija u sirovoj hrani za vreme probave i primanja hranljivih materija primenjuje kao gorivo, što obično traje dva ili tri sata posle jela. Ti molekuli većim delom sagorevaju, tako da samo manji deo ostaje na raspolaganju za obnovu ćelija i tkiva. Ako pijete sveže sirove sokove, stanje je sasvim drugačije. Sokovi su za desetak do petnaestak minuta svareni i gotovo sasvim namenjeni obnovi i ishrani ćelija i tkiva, žlezda i organa. Čitav postupak varenja i obrade hranljivih materija postiže najveću moguću brzinu i odvija se uz minimalni gubitak vrednosti u sistemu za varenje. Važno je da svoje sokove pijete dnevno sveže, bez obzira kako ih pravite – u blenderu, sokovniku… Što je sok bolje isceđen, naravno, to je prirodnije i delotvornije.

- Šta je potrebno od aparata u kuhinji sirove hrane?

Možda da krenemo drugačije, od pitanja, šta nije potrebno u kuhinji sirove hrane? Nema skupih potrošača ni gomile malih kućanskih ni velikih kućanskih aparata. Nema tiganja, lonaca, šerpi, nema gornjih elemenata u kuhinji. Nema šporeta, nema aspiratora, nema mirisa ni smrada. Nema rerne. Nema opekotina, nema povreda. Treba vam samo frižider, zamrzivač i jedan moćni blender. Profesionalni, sa velikom čašom, sposoban i da secka i da melje, i da razbija vlakna. Da li vam ja rekla, ili ćete to i sami saznati pretražujući internet, svejedno je, jer svuda ćete naći dve firme koje za sirovnjake proizvode najbolje i najjače blendere na svetu – Vitamix i Sedona. Ali, za početak su dobri i drugi, slabiji. Ja sam promenila za par godina mnoge, dok nisam došla do Vitamixa, čak sam kombinovala sokovnike i blender, i sve je to bilo sasvim u redu. Vitamix je istina ujedinio sve to i daleko je lakši za upotrebu. Pored blendera, kasnije kad vam se sve ovo toliko dopadne da prosto žudite da probate nove stvari, zato predlažem i dehidrator kao vrlo korisnu stvarčicu. Rerna konvencionalna to ipak ne može da uradi (i troši mnogo struje). Reč je o prirodnom sušenju namirnica na temperaturi od 30 I 40 stepeni, što je gornja granica da se enzimi ne unište. Tako možete sušiti i povrće i cveće, i praviti palačinke od krušaka i banana, krekere i tortilje od kukuruza i lana, čak i suvu a hranljivu hranu za kućne mezimce! Sušene kriške patlidžana , marinirane u belom luku, alevoj paprici, himalajskoj soli i maslinovom ulju su kao slanina ili pršuta, a poseban specijalitet za goste! Sušeno voće u dehidratoru je sasvim druga priča od sušenog kupovnog voća koje se suši u sušarama na dimu i posle boji, kao što je slučaj sa suvim kajsijama ili pepelu koga imate na suvim šljivama.   Suvi paradajz, paprika, luk, sve to je posle vrlo pikantno u svežim ajvarima, pindžurima, sosovima, salsama...od nedavno na tržištu sirove hrane ima i novih, dragocenih malih kućanskih aparata, tipa Sojabela, bokal koji pravi sojino mleko, bademovo mleko i sva druga mleka od orašastih plodova ili žitarica. Tu je i aparat za pravljenje rezanaca od povrća (tikvice su dušu dale za to), noževi za seckanje i dekoraciju, sokovnici koji hladno cede, bez noževa, sa malo obrtaja... čim se takvi aparati pojavljuju na tržištu, znači da nas je sve više svakog dana. To je divna vest. Ali cela poenta je da ne pretvorimo ponovo kuhinju u robiju pripremanja hrane i da ne pravimo hranu koja liči na konvencionalna jela. Ovde je akcenat na slobodi i jednostavnosti. Oslobođenju a ne robovanju kuhinji. Zato je Gruja rekao, a ja to preuzela kao mantru, u raju nema kuvanja, kotlići su u paklu. (Da budemo pravedni, Gruja je doslovno rekao da su kotlovi u paklu, jer se tamo krčkaju ljudi, a ja sam tu sliku malo ublažila sa ovozemaljskim kotlićima....) Što manje vremena provedete u pripremanju hrane, više vremena ćete imati za vežbanje, druženje , radovanje.

- **Deca ne vole zeleno ni sirovo. Oni su u razvoju i njima, kažu lekari, je neophodno za razvoj kostiju i rast – meso, mleko, mlečni proizvodi. Čula sam i da je ta beba veganka umrla jer majčino mleko nije bilo kvalitetno. Šta mislite o tome?**

Prvo moram da vas korigujem. Nije tačno da deca ne vole zeleno ni sirovo. Prva hrana koja se uvodi bebama u ishranu je – gnječena banana, zar ne? Dakle, prvo se kreće sa sirovim i to sa sveže ceđenim voćnim sokovima i mekanim voćem. A onda krećemo da ih MI navikavamo na kuvanu hranu i odmah kod beba možete da vidite rezultat tog hranjenja u pelenama. Izmet je smrdljiviji a beba kreće da se pomalo muči sa probavom. Dalje, opet MI svojim lošim navikama navlačimo decu na šećere i začinjenu hranu, na UKUS, a ne na hranljivost. Ali sva deca vole salatu od slatkog kupusa, vole skoro svo voće, a mleko prirodno odbiju negde oko dve godine. Onda im opet MI uvaljujemo kravlje mleko na sve načine – dodajemo kakao, med, vanilu, bananu, a kad porastu, guramo mleko u neskafe, belu kafu i tople čokolade.... Budite strpljivi sa decom koju smo sami iskvarili. Dajte im vremena da se prisete svojih instinkata i veze sa prirodom. Što se tiče vesti o umrloj veganskoj bebi, s vremena na vreme se pojavi identičan članak o tome kako je neka beba koju je dojila veganka mama umrla od nedostatka vitamina B12 i neuhranjenosti. To je zaista budalaština, lansirana vrlo perfidno od strane prehrambene industrije koja se polako oseća ugroženom od porasta vegetarijanaca i vegana. Taj mit o vitaminu B12 je jednostavno mit. Taj vitamin je naše telo sposobno da proizvede u našim crevima, zahvaljujući mikroorganizmima. Drugo, nije tačno da ga ima isključivo samo u mesu – ima ga po malo i u fitoplanktonima, u algama, kao i u cvekli na primer. Tačno je da su to male količine, ali nama su potrebne vrlo male količine ovog vitamina. Zar zaista mislite da bi priroda tako neki važan elemenat za naš razvoj stavila samo u neke proizvode i učinila ih teško dostupnim ljudima? Ljudi koji pate od nedostatka vitamina B12 najčešće imaju tegobe sa organima za varenje, pate od Kronove bolesti i drugih bolesti, izazvanih upravo konzumiranjem pogrešne, termički obrađene hrane! Gruja i posle 20 godina konzumiranja sirove biljne hrane nema problem sa B 12, koji mu je na donjoj granici, kao uostalom i meni, ali još uvek smo oboje vrlo daleko od neke ozbiljne avitaminoze. Čak i ako poverujemo da je neka beba umrla, zašto je rađena analiza majčinog mleka? Zašto se to ne radi kod drugih majki čije bebe umiru od sindroma iznenadne smrti? Nego baš ženi veganki koja je toliko surova da ne hrani svoje dete niti da ga dohranjuje kad nema dovoljno majčinog mleka....zaista. Uostalom, čak i da je to istina, ishrana sirovom biljnom hranom ne određuje da su vegani bolji ljudi, nego samo da su ZDRAVIJI. Moja knjiga "Živa hrana za živu decu i živahne roditelje" sadrži upravo ishranu i recepte žive hrane za odojčad, malu, veliku decu, tinejdžere i studente. Postoji i priča koju obožavaju zvanični medicinski nutricionisti, a to je da pošto ne jedu meso, pa ne dobijaju hormon rasta, veganska deca jesu zdrava, ali su sitna i ne rastu. Još jedna glupost – okrenite se oko sebe, najveći sisari na planeti su uvek bili biljožderi, od dugovratih dinosaurusa, do današnjih slonova, kitova u morima, žirafa, konja, bivola, nosoroga. Pa od čega oni rastu, a ljudski mladunci ako to isto jedu, ne? Glupost do gluposti. Ili kako bi Ajnštajn rekao, samo su dve stvari beskrajne na svetu, svemir i ljudska glupost. Samo što nije bio siguran za svemir....A ako baš želite da budete stoprocentno sigurni, onda svom veganskom čedu dajte i ulje arktičkog krila, raćića koji je u okeanima ono što su mravi na tlu – u njemu ima supstance koja stimuliše lučenje hormona rasta, a najočigledniji dokaz je kit, koji se hrani ovim račićima.

- Htela bih prvo da očistim organizam od toksina. Šta mislite o zeolitu?

Čišćenje organizma se preporučuje u svim drevnim medicinama i učenjima, od ajurvedskih spisa, do modernih nutricionista ili zagovornika strogog gladovanja. Opet je reč o našim namučenim crevima, gde godinama postoje energetski zastoji koji sprečavaju organizam da uspostavi optimalan metabolizam. Ono što toplo preporučujem svakome bez obzira da li ima neke probleme sa zdravljem ili jednostavno želi da održava dobru higijenu organizma je ajurvedsko čišćenje creva toplom vodom. Postupak je izuzetno prijatan a ceo organiam će vam biti zahvalan. U apoteci nabavite jednostavan irigator. To je posuda sa crevom i dodacima za analnu ili vaginalnu irigaciju. Lezite u krevet, na nekoliko peškira, za svaki slučaj. Sipajte prvu litru tople vode, zatim drugu i treću. Prijatan osećaj topline u stomaku uz malo meškoljenje creva. Lezite na levoj strani, masirajte blago stomak i creva, desetak minuta. Što duže izdržite, to će čišćenje biti efikasnije. Posle pola sata ustanite, krenite ka toaletu, i videćete pražnjenje kakvo do sada niste iskusili. Kao kada crevom ispirate terasu. Ništa bolje od čiste mlake vode. Ponovite postupak još jednom. Tako tri dana za redom. Posle jednom nedeljno 4 puta , jednom mesečno 4 puta i na kraju po jednom godišnje.... Čim se creva olakšaju, imaćete bolji mnetabolizam, osećaćete se lakše, bolje, življe... Što se tiče zeolita, naravno da je to koristan mineral, upijač otrova i zračenja, ali sam protiv toga da ga koristite kao oprost od greha. Kako to? Znam ljude koji puše ali uzimaju redovno zeolit i imaju dobre nalaze pa su sebe ubedili kako su zdravi i dobri prema sebi. Meni je to ipak nisko produktivno. Ubijam te s jedne strane, al te držim u životu s druge. Mrzim svoja pluća jer ih trujem nikotinom, ali sam miran jer ih zeolit čisti. Malo sadomazohistički, zar ne? Zeolit sam ja u početku koristila, uz druge suplemente, dok nisam postigla prirodan imunitet zahvaljujući ishrani živom hranom. Sada kada sam potpuno i trajno zdrava, nemam potrebe za nekim dodatnim čišćenjem od bilo kakve radijacije ili toksina – znam da to moj organizam bez problema sve sam hendluje. Ali ako ste i vi jedan od tih samoubilačkih hedonista koji bi da puše a da im savest bude mirna, uzimajte slobodno zeolit. Konačno, svako ima pravo da unapredi ali i da uništi svoj život. Sve odluke su vaše i samo vaše.

- Mora li sve da bude organski gajeno?

Ne mora. Naravno da bi to bilo najbolje, te da kad god to sebi možete da priuštite, kupujte ili gajite sami organsko voće i povrće. Bitno je da znate da žive ćelije biljaka vama podižu imunitet, jačaju organizam, tako da on može bez problema da izađe na kraj sa nekih 20 posto otrova koje dobija od neorganski gajenih biljaka. Osim toga, u mesu, mleku i mlečnim proizvodima ima mnogo više toksina. Tako da ne morate da se opterećujete da li je baš sve što kupujete zeleno i organsko. Bićete zdravi u svakom slučaju.

- Kako da jedemo sirovo voće i povrće kad je danas sve prskano pesticidima?

Mislim da je i to jedna od dobro postavljenih propaganda i paranoja koja se servira potrošačima kako bi ih zaplašila i odvratila od kupovine svežeg voća i povrća u korist "proverene", spakovane hrane. Nikada se plodovi ne prskaju pesticidima, to se radi u ranim fazama razvoja biljke. U svakom slučaju, potapanje u vodu, sodu bikarbonu, dobro pranje i natapanje biljaka će produžiti njihovu hranljivost i trajanje. Industrijski prerađena hrana ima daleko više otrova, dodataka, veštačkih boji, konzervanasa....

- Da li uz ovu ishranu mogu da smršam i bez fizičkog vežbanja?

To je isto kao da me pitate, da li će moj auto sa dobrim gorivom biti ok ako ga ne vozim? Hrana je, ponavljam, samo gorivo, ali telo nam je dato da ga pokrećemo. Mi smo hodajuća bića, skrojena u prirodi da možemo da hodamo, skačemo, protežemo se, istežemo, penjemo, spuštamo, provlačimo, puzimo, preskačemo i da smo gotovo neprestano u pokretu, kao i druga živa bića. Naše civilizacijsko umrtvljavanje je i doprinelo razboljevanju. Sva naša tkriva su povezana i uslovljena kretanjem. Kada se krećemo, bolje dišemo i unosimo vise kiseonika u organizam. Ako ležite i uzimate tablete kalcijuma, on se neće vezivati za vaše kosti. Vaše kosti će ojačati i ugrađivati u sebe kalcijum samo ako ih opteretite. Drugim rečima, što ste stariji, morate više da vežbate. Žene koje ne vežbaju posle menopause, gube u jednoj deceniji i 30 procenata koštane mase. Žene koje redovno vežbaju posle menopause, gube u istoj deceniji 1 do 2 posto koštane mase. Ne postoji nutricionistički program koji ne podrazumeva i vežbanje. Fizička aktivnost poboljšava cirkulaciju, metabolizam, jače disanje pokreće i unutarnje organe koji se takođe kreću, dijafragma ih potiskuje na dole, zatim vraća na gore, tako da smo mi stalno u nekoj pulsaciji, u nekom pokretu. Zato je zločin držati decu nepokretnu po 45 minuta u školi, kažnjavati ih za vrpoljenje ili kritikovati što ne mogu da sede mirno. Mi nismo napravljeni da sedimo mirno, mi ne funkcionišemo kad sedimo mirno. Kombinacija sirove hrane, vežbi relaksacije, disanja, uz kardio vežbe, hodanje i trčanje,kao i obavezne vežbe istezanja i zavijanja zglobova, to je ozbiljan rad na sebi i u sebi. To je ozbiljna ljubav i nega koju dajete svom telu i svojoj duši, najvažniji posao koji možete da obavljate. Bićete ne samo zdravi i vitki, kako kaže Harvi Dajmond, već i efikasni, vitalni, dugotrajni, uštedećete gomilu para , nećete gubiti vreme po lekarskim čekaonicama niti dobijati manju platu na bolovanjima. Ne plašite se vežbanja, već mu se radujte. Ali krenite postupno, kao i sve u životu. Osluškujte svoje telo i ne naprežite ga. Nađite meru uživanja u fizičkoj aktivnosti, onda to postaje vaše trajno opredeljenje za bolji život.

- I kafa je biljka, kao i crni čaj ili koka od koje se pravi koka kola. Zasto ovi napici nisu dobri za organizam?

Svi znamo da su braon napitci pogubni za organizam, kao i sve vrste kolinih pića, gazirani, energetski napitci, sve ono gde je moderna hemija umešala prste. Ali moram da priznam da sam imala predrasude vezane za kafu, zbog njene egzotične istorije, od Etiopije do Brazila, zbog toga što je kafa deo socijalnih rituala, potpuno ugrađena u našu tradiciju. Crni čaj nikad nisam volela. Ali se sećam da je moj brat bio veliki ljubitelj crnog čaja, i da je u svojoj 18. oj godini, na moru, popio celu litru tokom dana, a da su mu se tresle ruke uveče. Onda smo čuli da i čaj ima slične sastojke kao kafa. No, celu pogubnu priču nisam znala dok nisam naletela na naučni rad dr Agate Tres, koja je obavila veliko istraživanje i objavila sledeći argumentovani napad na braon napitke, a koji prenosim u celosti, jer ona to apsolutno zaslužuje:

Dr Agata Tres:

Braon napici

Medž Branaka je više godina radila za cirkus Barnum & Bejli. Iako su joj uzbuđenje, putovanja, životinje, ljudi i cirkuska atmosfera pružali veliko zadovoljstvo, godinama je željno očekivala penziju kako bi sa mužem mogla da uzgaja povrće i cveće u svom domu u Luizijani. Nekoliko meseci pre penzije, Medž je počela da pati od nesanice. Smatrala se srećnom ako bi uspela da odspava tri sata noću. Uvek je bila umorna - umornija nego što bi se to moglo javiti samo usled nedostatka sna. Uvek je mogla da izdrži duge dane i kratke noći tokom napornih godina u cirkusu, ali nikada nije doživela tako veliki zamor. Bolela ju je većina mišića; a glavobolja, bol u leđima i nelagodan osećaj u stomaku su bili stalni pratioci. Koristila je sve više lekova u uzaludnom pokušaju da ponovo otkrije kako izgleda osećati se normalno. Sablast raka je počela da je muči u mislima. Strah je pomračio njenu nadu o bašti sa povrćem iz snova. Jednog dana je sela da napiše pismo sestri. Održavajući podlogu na kolenima odmah je shvatila da su njene noge, koje su bile "nervozne" mesecima, postale toliko nemirne da nije mogla da ih umiri ni toliko da napiše "Draga Seli". Bila je očajna zbog svog fizičkog stanja. Znala je da nešto mora da se preduzme, ali se plašila suočavanja sa dijagnozom za koju je verovala da je neizbežna.

Lekarski pregled sledeće nedelje nije uspeo da otkrije ništa značajno. Kada joj je rečeno da je imala negativne laboratorijske testove i rendgenske snimke, počela je da uzima pilule za spavanje. Šest godina i šest lekara kasnije, bila je u daleko gorem fizičkom i mentalnom stanju. Medž je stigla do dna; sada je želela da umre. Tada je odlučila da, zbog depresije, posluša savet prijatelja i ode na jedno od onih mesta za "prirodno" lečenje. Bila je upućena na naš Centar za savetovanje o načinu života u Alabami zvan Uči Pajns Institut, gde doktori i njihovi asistenti koriste prirodne lekove i savetovanje o načinu života za lečenje bolesti.

U roku od nedelju dana od njenog dolaska u Uči Pajns prestala je sa uzimanjem lekova, počela da se oseća udobno i mogla je da spava pet ili šest sati svake noći. Medž više nije želela da umre. Po prvi put posle više godina mogla je povoljno da razmišlja o bašti sa povrćem.

U Medžinom slučaju, dugogodišnje korišćenje i zavisnost od kafe je prouzrokovalo stanje koje oduzima san zvano "sindrom nemirnih nogu". To je, zajedno sa lošom ishranom, koja se u velikoj meri sastojala od slatkiša, večera za televizorom i pahuljica od žitarica, prouzrokovalo da bude toliko umorna, slaba i nervozna, da joj se više sviđala smrt nego loše stanje njenog zdravlja. Danas Mardž svakoga dana radi u svojoj bašti i proizvodi divne ukrase od svog dvorišnog cveća u Luizijani. Jednom nedeljno ide u šetnju od 6,5 kilometara, "kako bi mogla da se seti svojih prijatelja u Uči Pajnsu".

Spremno priznaje da je njen najgori neprijatelj bio braon napitak - kafa. Sindrom nemirnih nogu je samo jedno od velikog broja hroničnih stanja, od kojih mnoga izazivaju hendikepe, za koje je poznato da su povezana sa hranom. U druga spadaju migrene, cistitis, mokrenje u krevetu, astma, sindrom nadražljivih creva, zamor, nesanica, pospanost, itd.

Metilksantin - ime neprijatelja

"Braon napitci" predstavljaju podmuklu vojsku supstanci koje su međusobno povezane svojim sličnim načinom prikrivenog ratovanja protiv ljudskog tela. Kao sirene iz grčke mitologije koje su pevanjem mamile moreplovce i vodile ih u sigurnu propast, braon napitci su podjednako opčinjavajući. Njihova pesma je slatka, ali je kraj zaista gorak. Jedno od osnovnih pravila ratovanja podrazumeva posedovanje sposobnosti da se poznaje i prepozna neprijatelj. U vojsku braon napitaka spadaju kafa, crni čaj (ruski, gruzijski, itd), razne vrste Koka kole i kuvana čokolada. Ovi proizvodi poseduju veliki broj različitih tipova hemikalija sposobnih da povrede ljudsko telo, pri čemu najpoznatija klasa spada u kategoriju metilksantina. Kada imenujemo jedan od braon napitaka u ovoj knjizi - recimo, na primer, kafu - mogli bismo sasvim opravdano da ga zamenimo nekim od drugih - recimo crnim čajem ili čokoladom. Relativno je opšte poznato da supstance koje sadrže hemikalije iz familije metilksantina (kofein, teobromin i teofilin), koje se javljaju u prirodi, prouzrokuju oštećenje tela. Nije toliko dobro poznato da su ovi efekti rašireni, prostirući se od lobanje do tabana. Razlog za ova raširena oštećenja leži u prirodi metilksantina, njihovoj izuzetnoj sposobnosti da izmene protoplazmu ćelija i da se čak zakače ili koncentrišu u ćelijama neodređeni period vremena, moguće je i u toku celog života osobe. Zapamtite to ime - metilksantini, sa svojom familijom hemikalija. Možda ga ponovo čujete, kako se bude vršilo još istraživanja nekih omiljenih pića savremenog čoveka.

Kofein

Otkriveno je da se kofein i drugi metilksantini i purini u telu pretvaraju u mokraćnu kiselinu. Mokraćna kiselina je supstanca koja prouzrokuje giht, veoma bolan tip artritisa. Zatim, pored toga što prouzrokuje giht, kofein i proizvodi njegovog razlaganja su sposobni da ometaju laboratorijsko utvrđivanje nivoa mokraćne kiseline u krvi, i mogu da prouzrokuju neustanovljavanje dijagnoze gihta zbog pogrešnog očitavanja niskog nivoa mokraćne kiseline. Može se reći da kafa obmanjuje naučnike u laboratoriji.

Naš mozak je zaštićen od stimulacije i nadraživanja bilo kojom hemikalijom koja se nađe u krvotoku. Ova zaštitna prepreka se naziva "krvno-moždana barijera". Kofein uspeva da se provuče kroz "krvno-moždano barijeru" i stimuliše koru mozga u delu gde se obrazuju misli, i produženu moždinu gde se regulišu telesne funkcije. Međutim, mokraćna kiselina ne prolazi krvno-moždano barijeru.

U slučaju kofeina, efekti se javljaju ubrzo nakon uzimanja pića ili leka koji sadrži kofein, i traju oko četiri sata. Kao što se može očekivati, neki od efekata koji se odmah javljaju su poremećena ravnoteža, ubrzan rad srca, povišena ili izmenjena visina glasa, nesanica, brze ali nepovezane misli, slabo pamćenje, zamor i drhtavica prstiju. Neki će osetiti neobjašnjiv osećaj straha i uznemirenosti. Drugi simptomi mogu da budu odloženi satima ili nekoliko dana, i tu spadaju poremećaj sna, poremećaj pamćenja, glavobolja, uznemirenost, lupanje srce, drhtavica, nestabilnost, vrtoglavica, hiperrefleksija, razdraženost, uzrujanost, nervoza, nemirne noge i opšta nelagodnost. Tip pića ili leka i uzeta količina će odrediti stepen neželjenih reakcija. Mnogi ljudi misle da su sa prestankom tih neprijatnih simptoma loši efekti kofeina završeni. Međutim, to nije slučaj, pošto postoje i dugoročni efekti upotrebe kofeina. Istraživači su pripisali raznovrsne tipove i vrste bolesti braon napitcima.

Hemijske reakcije, toksičnost i bolesti

Kurs Titanika

Oni koji koriste braon napitke su na kursu Titanika prema Đavoljoj santi leda. Simptomi obično počinju da se ispoljavaju tek nakon što je već dosta štete učinjeno "ispod površine". Ali vredi izdvojiti vreme i napor kako bi se istražili skriveni problemi braon napitaka. Godinama smo slušali da kafa "otvara oči", ali sada stvarno želimo da otvorimo vaše oči u vezi sa opasnostima koje vrebaju iz vaše šolje.

Pored velikog broja drugih štetnih dejstava, metilksantini takođe prouzrokuju povećano nagomilavanje cikličnog AMP (adenozin-monofosfat) u telesnim ćelijama, supstance koja je neophodna za proizvodnju energije u telu. Dolazi do pojačanog izlučivanja (cikličnog AMP) u jejunumu (drugi deo tankog creva) koje traje najmanje 15 minuta nakon unošenja kofeina u količinama koje su bliske količini u braon napitcima ili lekovima. Osnovna (bazna) apsorpcija (upijanje) u jejunumu je 0,5 mililitara sekreta po centimetru jejunuma na čas. Stopa apsorpcije se povećava uzimanjem šolje tople čokolade ili kafe, tako da izlučivanje postaje 6,0 mililitara po centimetru jejunuma na čas! To je 12-ostruko povećanje. Kofein takođe remeti izlučivanje u ileumu (zadnji deo tankog creva). Moguće je da izlučivanje u tankom crevu izazvano metilksantinima može da igra ulogu u simptomima koji se javljaju kod nekih pacijenata sa funkcionalnom dijarejom (prolivom)". Drugim rečima...

... kada osoba pije crni čaj, kafu, koka kolu ili čokoladu, celokupno tanko crevo može 1200% efikasnije da apsorbuje ovu supstancu, zvanu ciklični AMP, koja proizvodi energiju. Većina ljudi bi pomislila da to zvuči odlično, ali je to donekle kao da stavljate kuglice naftalina u rezervoar sa benzinom. Možete nakratko da dobijete daleko više energije, ali ćete ubrzo da upropastite motor. Sasvim je normalno da ne biste želeli da učinite kolima nešto što bi moglo da proizvede veliki račun za popravku. Ali, koliko ste spremni da platite za svoj srčani udar ili za pokušaj uklanjanja raka?

Kofein je klasifikovan kao jedna od najpopularnijih supstanci koja utiče na svest danas u Sjedinjenim Državama, zajedno sa nikotinom i alkoholom. Mnogi ljudi se osećaju manje budni, manje zadovoljni, pospaniji i razdražljiviji kada su u periodu odvikavanja od kofeina. U kafi se nalazi najmanje 100 štetnih hemijskih sastojaka uključujući acetaldehid, sirćetnu kiselinu, amonijak, ugljenik-disulfid, katehol, etanol, metanol, naftalin, fenol i vodonik sulfid, koji se kombinuju čineći od vašeg tela nesvesnog i možda nevoljnog apotekara.

Kofein stimuliše sve delove kore mozga. Smrtonosna doza je 10 grama, što predstavlja količinu koja se nalazi u oko 70 šolja kafe. Mnogi ljudi svakog dana uzimaju 1/10 smrtonosne doze, a čak i u jednoj šolji kafe vrebaju supstance koje ozbiljno menjaju telo. Žene koje piju samo jednu šolju kafe dnevno su izložene skoro tri puta većem riziku od dobijanja raka bešike u odnosu na žene koje ne piju kafu! Kod trinaest od četrnaest žena koje su pile sedam ili više šolja kafe dnevno tokom trudnoće, dolazilo je do pobačaja, fetalnih smrti ili mrtvorođenih beba. Povećan rizik se javlja i kod muškaraca. Kofein se brzo i potpuno apsorbuje iz gastrointestinalnog sistema i prolazi kroz centralni nervni sistem, sa prosečnim vremenom poluraspada od 3,5 do 4 časa. Vreme poluraspada predstavlja vreme koje je potrebno telu da se oslobodi polovine otrova ili leka. Čak i kada odbrambeni mehanizmi tela razlože supstancu, oštećivanje nije zaustavljeno pošto su produkti razlaganja kofeina takođe otrovni. Oni ometaju enzim koji pretvara adenozin-monofosfat, neophodnu hemikaliju u telesnom energetskom ciklusu, što rezultuje smanjenjem energije. Osoba je tada nervozna. Tako da u suštini kofein ima efekat tobogana na nesvesnu žrtvu - prvo se javlja jeftini stimulirajući efekat nastao apsorpcijom cikličnog AMP izazvan kofeinom, a zatim rezultujuće spuštanje kada produkti razlaganja kofeina blokiraju proizvodnju energije u telu.

Tobogan se nastavlja kako nivo kalcijuma pada, a fosfora raste nakon razlaganja kofeina. Sada se poremećena ravnoteža hranljivih sastojaka pridružuje ostalim problemima, prouzrokujući povećan rizik od formiranja ugrušaka, abnormaliteta, stanjivanja kostiju, nervnog zamora i mentalnih problema kao što je depresija. Nemirnost i nesposobnost osobe da se koncentriše jesu drugi simptomi koji se javljaju samo nekoliko sati nakon prestanka unošenja. Iako je rečeno da kofein povećava koncentraciju, to je samo privremeno. Ukupni efekat je smanjenje sposobnosti koncentracije zbog ometanja mozga i telesnih energetskih sistema i kratkog trajanja stimulatornog efekta. Dugoročno pamćenje je poremećeno za određene podatke i događaje, a radna sposobnost i profesionalni napredak nisu toliko dobri kod osoba koje piju kafu kao kod onih koji je ne piju.

Sportisti često koriste kofein kako bi poboljšali upotrebu masti kao goriva za dugotrajniju mišićnu aktivnost štedeći na taj način šećer koji se može koristiti za nagle eksplozivne dodatne aktivnosti, ili je bar tako u teoriji. Ali, dovoljno je malo preterati i kofein ometa sposobnosti, dovodi do nervoze, gubitka tečnosti i povećanog rizika od drugih emocionalnih problema. Kofein je hemikalija bez ukusa, i predstavlja sastojak niza biljaka uključujući kafu, crni čaj, semenje kole, kakaoa i matea. Neke tablete protiv bolova sadrže aspirin i 15 do 30 miligrama kofeina. Određeni preparati za održavanje budnosti sadrže i do 110 miligrama kofeina po tableti.(8)

Kofein deluje kao direktni stimulans srčanog mišića. Direktnim delovanjem opušta bronhije. Ima diuretsko delovanje (teži da poveća tok urina) remećenjem funkcije bubrežnih cevčica i direktno prouzrokuje širenje krvnih sudova u koži, naročito nosa, direktnim delovanjem na arteriole. Kada dođe do srca, na žalost, umesto širenja, prouzrokuje sužavanje arterija, što je vrlo nepoželjna osobina. Kofein stimuliše produženu moždinu, pogađajući centar za disanje. Takođe povećava opterećenje srca ubrzavajući stopu rada i povećavajući krvni pritisak - istovremeno smanjujući ishranu srca krvlju, otežavajući rad srca.

Dejstvo kofeina na ćelije pankreasa takođe pogoršava dijabetes. U eksperimentima na miševima, kafa veoma pogoršava dijabetes. Kofein remeti test tolerancije na glukozu, naročito tokom trudnoće. Može se smatrati faktorom rizika za pojavu dijabetesa. Kofein prouzrokuje dodatne otkucaje srca i ubrzava stopu srčanog rada. Povećava krvni pritisak, remeti san i povećava nivo slobodnih masnih kiselina u krvi. Hlorogena kiselina u kafi prouzrokuje najintenzivnije alergije na hranu na koje se nailazi u medicinskoj praksi. Postoje podaci da je zadržavanje tečnosti sporedni efekat kofeina. Jedna pacijentkinja je 10 godina imala problem zadržavanja tečnosti, koji je odmah nestao kada je prestala da pije kafu. U roku od pet dana je izvestila da se godinama nije osećala opuštenije i da je njen problem zadržavanja tečnosti nestao. Kafa prouzrokuje vrtoglavicu, nestabilnost u nogama, depresiju, nervozu, razdražljivost, probleme sa cirkulacijom, rak bešike i jajnika, poremećaje pri rođenju i čir želuca.

Upotreba pića sa kofeinom i lekova za prehladu i glavobolju koji sadrže kofein je takođe povezana sa razvojem premenstrualnog sindroma (PMS), prema istraživanju 295 studentkinja Bostonskog koledža. Osobe koje piju kafu, u poređenju sa onima koji je ne piju, imaju veći procenat slučaja viška kilograma, koriste više alkohola i puše više cigareta, i imaju niži poslovni status. Kafa je glavni izvor kofeina koji se danas koristi u svetu. Kofein se nalazi i u koka koli, crnom čaju i čokoladi. Organizacija Cafe Mundial kontroliše 59% od 4,5 milijardi dolara godišnje trgovine kafom, drugom najvećom robom u svetskoj trgovini (odmah posle nafte). Njena prodaja objašnjava činjenicu kako ovo piće štetno po zdravlje nastavlja da u velikoj meri doprinosi složenim bolestima u ovoj zemlji (Americi). Ostvareni prihod nigde ni približno ne pokriva troškove za lečenje bolesti koje kafa prouzrokuje.

Dejstvo kofeina na srce i krvni sistem

U jednom eksperimentu, korišćenjem test doze od 250 miligrama (imajte na umu da samo jedna šolja kafe sadrži 100-160 mg), kofein je povećao aktivnost renina iz plazme za 57%, norepinefrina iz plazme za 75% i epinefrina iz plazme za 207%. Ove supstance predstavljaju bubrežni hormon, moždani hormon i hormon nadbubrežne žlezde. Međusobno dejstvo svih ovih hormona proizvodi povoljno stanje za povećanu proizvodnju masti u krvi, i sve to samo pijenjem jedne šolje kafe. Hronične bolesti češće dobijaju oni koji koriste kafu, duvan ili oboje, nesumnjivo usled opterećenja tela izazivanjem hormonalnih promena, koje se odigravaju manje ili više neprimećene od strane osobe koja blaženo ispija kafu. Utvrđeno je da su pacijenti sa akutnim infarktom miokaPDK pili značajno više kafe u odnosu na kontrolnu grupu čija je potrošnja kafe bila daleko manja.

Istraživači su ustanovili vezu između upotrebe dve ili više šolja kafe dnevno i povišenih nivoa holesterola. Osam ili više šolja kafe dnevno može da izazove nervozu, strah, mučninu i uznemirenost kod pacijenata koji pate od psihičkih poremećaja (panike). Treće istraživanje je pokazalo da pijenje pet ili više šolja kafe na dan povećava rizik od srčanih problema 2,8 puta.

Zbog ranije spomenutih dubokih promena svakako ne izgleda čudno da kofein povećava nivo kateholamina, hemikalija koje se formiraju u mozgu kada je um pod stresom. Kateholamini menjaju sposobnost krvi da se zgrušava, što predstavlja značajan faktor kod srčanih udara. Kateholamini povećavaju krvni pritisak, remete san i povećavaju nivo masti u krvi. Ti faktori doprinose pogrešnom i iskrivljenom razmišljanju koje se javlja pod uticajem kofeina, a svakako su među uzrocima zamora.

U jednom istraživanju uzorci mokraće su, tri sata nakon unosa kofeina, sadržali značajan višak kalcijuma, hlorida, natrijuma i magnezijuma. Gubitak ovih minerala pogađa kosti, mišiće, kožu, krv - praktično sva telesna tkiva. Akumulirani efekat ovog oticanja, šolju po šolju, dan za danom, može da izazove dugoročno ili trajno oštećenje ljudskog organizma, što predstavlja cenu ugađanja navici koja zahteva toliko aditiva samo da bi bila ukusna.

Mentalni simptomi povezani sa upotrebom kofeina

Već smo spomenuli simptome, koji nastaju usled pijenja kafe i koji se ispoljavaju brzo, u koje pored ostalih spadaju nervoza, propušteni ili dodatni otkucaji srca, abnormalna aktivnost gastrointestinalnog sistema, pojačan tok mokraće, pojačana drhtavica prstiju itd. Ovi efekti obično nastaju u roku od oko 2,5 sata zakasnelim neposrednim efektima koji se sastoje od zamora, slabosti, razdražljivosti i depresije. Klasični simptomi nervoze su takođe sporedni efekti upotrebe kofeina. Dugoročni efekti su oni koji uključuju ćelijske hromozome, procese učenja u mozgu i mnoge druge aktivnosti u telesnoj fiziologiji. Naše razumevanje neuroloških efekata kofeina se u poslednje vreme koncentrisalo na hronične umesto akutnih komplikacija.

Kofein proizvodi značajno usporavanje dotoka krvi do mozga. Posle razlaganja kofeina, protok krvi do čeonih režnjeva mozga se značajno povećava. Ne zaboravite da se kofein ne nalazi samo u napitcima, već i u lekovima protiv prehlade i glavobolje. Iako se već dugo zna da kafa ne pomaže otrežnjenju, sada istraživanja ukazuju da ima suprotan efekat, pojačavajući efekte alkohola! Nije dovoljno poznato da bolnički dijetetičari i medicinske sestre daju farmakološke doze kofeina pacijentima u obliku kafe, koka kole, crnog čaja, čokolade i kakaoa u isto vreme kada farmaceut daje lekove koji sadrže kofein.

Nadražljivost nervnog sistema se javlja kao rezultat stimulativnog efekta kofeina pri uzimanju napitka, a takođe kao deo efekta prekida uzimanja. Oba ova faktora utiču na ukupnu razdraženost i frustraciju koju ispoljavaju ljudi koji konzumiraju kofein. Smatra se da kofein značajno doprinosi "nasilnom društvu" koje poslednjih godina buja u savremenom svetu. Sve veće zlostavljanje dece je tužni i besmisleni odraz nasilnog društva. Uloga kofeina u tome se ne može prenaglasiti.

U jednoj bolnici je utvrđeno da je skoro četvrtina pacijenata, primljena na psihijatrijsko odeljenje, koristila velike količine kafe, i pokazivala je daleko veći nivo nervoze u odnosu na druge pacijente. Kofein je proizvodio promene standarnih moždanih talasa pri snu kod normalnih odraslih muškaraca kada su nadgledani u laboratoriji za proučavanje sna. Promene su ukazivale na poremećaje sna. Poremećaji sna dovode do mentalnih bolesti, lošeg rasuđivanja, gubitka pamćenja, uzrujanosti, lošeg i neprijateljskog raspoloženja. Četiri šolje ekvivalenta kafe je korišćeno u eksperimentu u laboratoriji za proučavanje sna. Kafa bez kofeina nije imala efekat na obrazce sna u ovim istraživanjima, pa možemo da pretpostavimo da je kofein taj koji je vršio promene u mozgu. Mnoga druga jedinjenja iz kafe prouzrokuju druge ozbiljne poremećaje i hendikepe. Kada je neko pod stresom, mozak i neki drugi organi proizvode grupu hormona. Ti hormoni cirkulišu u krvi i deo se normalno izliva mokraćom. Ovi hormoni se, kao grupa, nazivaju kateholamini. Izlučivanje kateholamina mokraćom se razumljivo povećava pijenjem kafe čak i u umerenoj količini, što znači da se hormoni proizvode u telu. U mnogim istraživanjima, i nervoza i depresija su povezani sa velikom upotrebom kafe kod pacijenata koji su primljeni na psihijatrijska odeljenja. Dr Pavlov je obučavao pse stvarajući im navike; utvrdio je da je dodavanje kafe otežalo odvikavanje pasa od navike. Pavlov je nazvao kafu - "lepak za loše navike". Možemo se zapitati da li su raširene, intenzivne i istrajne zavisnosti koje nalazimo danas pojačane skoro univerzalnom upotrebom braon napitaka.

Kofein i rak

Smatra se da bi se preko 90% slučajeva raka moglo sprečiti kada bismo primenjivali ono što već znamo o prevenciji raka. Decenijama je upotreba duvana povezana sa razvojem raka. Upotreba alkohola je povezana sa određenim vrstama raka. Ukazano je da mnogi lekovi proizvode rak. Sada postoji bar isto toliko dokaza koji ukazuju da kofein takođe prouzrokuje rak.

Već najmanje dve decenije se zna da je kofein mutagen i da oštećuje hromozome. Zbog ovakvog delovanja kofeina krajnje je nepoželjan za veoma mlade osobe ili osobe koje još uvek mogu da rađaju decu. Naravno, čim prođe doba rađanja dece, ulazi se u doba raka. Prema tome, moramo se suočiti sa činjenicom da, u stvari, u životu čoveka nema perioda u kome je bezbedno koristiti kofein. Ekvivalent od 8 šolja kafe ili 11 šolja crnog čaja značajno povećava stopu mitoze (ćelijske deobe) ljudskih limfocita, i daleko pre nego što to laboratorijska oprema može da utvrdi laboratorijskim merenjima, limfociti osećaju tanane efekte.

Takve mitoze predstavljaju trajne, abnormalne promene u ćelijama, koje, ako se jave kod nerođenog deteta, mogu da proizvedu urođene mane. Nije slučajno da vidimo eksploziju urođenih grešaka metabolizma kod novorođenih beba.

Povezanost kafe sa rakom bešike kod žena nije se razlikovala bez obzira da li je korišćena kafa bez kofeina, sa kofeinom, obična ili instant, i bez obzira da li je kuvana jaka ili slaba kafa. Rizik od raka bešike je po istraživanjima nešto manji za muškarce u odnosu na žene.

Pošto je rak prouzrokovan izmenom u hromozima i jedarnoj strukturi ćelija, i pošto je poznato da kofein oštećuje hromozome, izgleda razumno, čisto na teorijskim osnovama, smatrati da kofein ima ulogu u izazivanju raka i da se treba odstraniti iz ishrane. Naravno, može se utvrditi veza između braon napitaka i raka u populacionim istraživanjima na celim državama, što nije samo teorijski.

Pored direktnog oštećivanja ćelija, izgleda da su neophodni i drugi faktori pre nego što može doći do razvoja raka. Izgleda da su potrebni virus i urođena podložnost. Virusi raka verovatno borave u životinjama koje su nam ljubimci ili koje koristimo za hranu, a izgleda da urođena podložnost nastaje usled neke slabosti u genetičkoj strukturi osobe. Primer urođene slabosti bi bio bleda koža i plave oči kao faktor podložnosti za dobijanje raka kože. Slično tome, izgleda da su neke osobe podložnije raku pluća zbog pušenja. Vinske mušice, kao i ćelije čoveka i miša koje se uzgajaju u kulturi, ispoljavaju nesposobnost da isprave oštećenja hromozoma kada se izlože kofeinu.

Svi verovatno znamo nekoga ko je uživao određenu lošu naviku celi život bez vidljivih velikih štetnih efekata. U stvari, neki od ovih "preživelih" čak pripisuju svoju dugovečnost ovoj svojoj lošoj navici. Svi smo čuli dosetke staraca, kada ih pitaju za tajnu njihovog dugog života: "Pijem 200 gama brendija na dan", ili "Pušim samo one cigarete koje se umotavaju rukom", ili "Uvek pijem svoju kafu crnu". Ali to su doslovno samo preživeli. Pa ipak, koliko smo spremni da prihvatimo ovaj savet kao mudar i proveren kao izgovor da bismo nastavili sa svojim lošim navikama. Kada bi novine iz San Franciska objavile naslov koji glasi: "Čovek u kostimu supermena preživeo skok sa mosta Golden Gejt", koliko ljudi bi izašlo, iznajmilo kostim supermena, i skočilo sa mosta, misleći da su našli tajnu za bezbedan skok sa velike visine i rashlađivanje u vodi po vrelom letnjem danu? U pravu ste, zaista mali broj. Šanse su u svakom slučaju, bilo da se radi o mostovima, kofeinu, nikotinu ili alkoholu, odlučno protiv ljudskog roda. Zastrašujuće je pomisliti da takva raširena navika kao što je upotreba kofeina najverovatnije slabi celokupan ljudski rod i proizvodi trajni gubitak određenih sposobnosti uma ili otpornosti na bolest preko oštećenja hromozoma mutacijama. Ova uobičajena i veoma prijatna navika se može okarakterisati kao vrsta genocida! Moguće je da je težnja, da starije žene imaju veći procenat dece sa Daunovim sindromom u odnosu na mlađe, povezana sa dužim periodom ponavljanih izlaganja mutagenima kao što je kofein. Neki istraživači smatraju da pošto kofein izaziva kod nerođene bebe neke od istih efekata kao i zračenje, izgleda razumno pripisati deo oštećenja i pobačaja upotrebi kofeina.

Porođaj i kofein

Kada govorimo o kuglicama naftalina u rezervoaru sa benzinom - one su daleko razornije po mala kola. Grupa sa Vašingtonskog univerziteta u Sijetlu je utvrdila da su deca čije su majke koristile velike količine kofeina, tokom prvih meseci trudnoće, pokazivala manje sposobnosti da budu aktivna pri rođenju i imala su mišićni tonus ispod proseka.

U jednom istraživanju je povećana upotreba kofeina bila povezana sa značajno većim brojem slučajeva nepravilnog položaja bebe pri porođaju, kao i veći broj pobačaja ili fetalnih smrti. Među 1.529 zena u ovom istraživanju, samo šest je reklo da nisu uzimale kofein ni u jednom obliku pre ili tokom trudnoće! Dijastolni krvni pritisak kod dobrovoljaca se unošenjem kofeina povećao za oko 14%, a stopa disanja za 20%. Stopa srčanog rada je isprva neznatno opala, ali se ponovo povećala nakon sat vremena. Mnogi od ovih efekata su trajali oko tri sata. (Medical World News, April 16, 1978, p. 8, Postgraduate Medicine, Sept. 1977, p. 65.) Kofein može da prođe kroz ljudsku placentu i uđe u polne žlezde (jajnike i testise) fetusa.

U štetne efekte produženog davanja kofeina na fetuse pacova spadaju:

- Visoka stopa pobačaja
- Fizički deformiteti vidljivi golim okom
- Oticanje fetusa
- Zakasnelo formiranje i očvršćavanje kostiju
- Umanjeno formiranje krvnih ćelija
- Povišen nivo holesterola u krvi
- Sočiva očiju postaju neprozirna
- Krvarenje ispod kože
- Značajno zakrečenje placentalnih kapilara, prouzrokujući komplikacije pri porođaju
- Kratki i iskrivljeni repovi
- Hidronefroza i odsustvo bubrega
- Deformisano lice i usta
- Defekti prstiju(44)
- Smanjena težina mozga i jetre

Osteoporoza

Jedna šolja kafe nevinog izgleda koja se svakodnevno uzima prouzrokuje 1,4% gubitka koštanog kalcijuma godišnje kod žena posle 50 godina starosti. To je 14% za deset godina! Daleko značajnije i od prepisivanja estrogena, pilula kalcijuma, i podsticanja pijenja mleka zbog osteoporoze, je jednostavno savetovanje ljudi da prestanu da koriste braon napitke i srodne proizvode.

Nije teško naći druge uzroke osteoporoze u savremenom svetu. Brza hrana sadrži puno fosfata koje unose potrošači. Sva gazirana pića sadrže fosfate. Pročitajte sastojke na ambalaži. Kako nivo fosfata raste, nivo kalcijuma u krvi se smanjuje. Pored gaziranih pića, crveno meso, obrađeno meso, sir, instant supe i pomfrit sadrže dosta fosfata. Lako možemo da vidimo zašto među savremenim ženama ima toliko slučajeva osteoporoze. To nije zbog nedostatka kalcijuma u ishrani! Nikako. Gubitak kalcijuma prouzrokovan je poremećajem ravnoteže unosa hranljivih materija. Ako dodate gore navedenim razlozima za gubitak kalcijuma iz kostiju takve stvari kao što su pušenje, alkohol, steroidi kao što su kortizon i prednizon (čak i ako se koriste kao pomade za kožu), pilule za kontracepciju, tiroidni dodaci, velika upotreba soli, hrana bogata belančevinama, pilule vitamina A ili D, antacidi koji sadrže aluminijum (kao što su amfogel, digel, milanta, rolaidi, itd) i antibiotici tipa tetraciklina, dobijate veoma snažne faktore koji prouzrokuju osteoporozu. Preporučujemo dosta sunčanja, vegetarijansku ishranu i dosta vežbanja kako bi se sprečila ili lečila osteoporoza.

Obične porcije mahunarki (pasulj i grašak), semenki, zeleni i melase, sadrže kalcijuma koliko i podjednake količine mleka, a integralne žitarice i obično povrće takođe sadrže obilne količine kalcijuma.

Kafa bez kofeina

Naširoko korišćeni rastvarač zvan trihloretilen je nekada primenjivan za uklanjanje kofeina iz kafe, a i dalje se koristi u livnicama za čišćenje metala. Prijavljeno je da je ova hemikalija kancerogena kod životinja. Iako su u tim eksperimentima primenjivane velike doze, nije ohrabrujuće znati da su pića bez kofeina pre nekoliko godina bila podvrgivana trihloretilenu.

Postoje i druge stvari u kafi, i običnoj i kafi bez kofeina, pored kofeina, koje pojačavaju sposobnost ovog napitka da prouzrokuje srčana oboljenja, rak, stimulaciju centralnog nervnog sistema i bolesti sistema za varenje. Ulja iz kafe zvana "kafeoli" su i dalje prisutna, i nadražuju stomak i ostatak sistema za varenje, stimulišući veću proizvodnju kiseline. Istraživanja na mladim pacovima su pokazala da je kafa bez kofeina, koja je davana ovim životinjama, značajno usporavala stopu njihovog rasta, potvrđujući na još jedan način prisustvo i drugih štetnih supstanci pored kofeina.(48) Tako da je verovanje, da će prelazak na napitak 97% ili čak 100% oslobođen kofeina rešiti sve probleme, u stvari samo pusta želja.

Iskreno, upotreba kafe i drugih napitaka oslobođenih kofeina umesto napitaka sa kofeinom je kao zamenjivanje oštrog kamena iz desne cipele za oštar kamen u levoj. Ovi napitci obično prouzrokuju gubitak osećaja ukusa hrane zbog remećenja čula ukusa i mirisa. Stariji ljudi naročito mogu da pate zbog upotrebe napitaka bez kofeina, i izgleda da su grupa koja će najverovatnije preći sa pića sa kofeinom na ona bez kofeina. Smanjenje osećaja ukusa hrane je povezano sa gubitkom osećaja ukusa soli zbog čestog presoljavanja. Svakako je šteta da kako kvalitet života postaje toliko značajan, pošto je veći deo života iza nas, stari obrazci navike počinju da ispoljavaju najveći razarajući uticaj.

Bolest dojke i hipertrofija prostate

Malopre smo utvrdili ime neprijatelja. Određene biljne hemikalije zvane alkaloidi koje se prirodno javljaju, sadrže podgrupu zvanu "metilksantini" (kofein, teofilin i teobromin) koje ubrzavaju stopu rasta u nekim žlezdanim tkivima produžavajući hormonalnu stimulirajuću aktivnost i stimulirajuću aktivnost rasta telesne hemikalije zvane ciklični AMP. To je hemikalija o kojoj smo već govorili i koja pomaže proizvodnju energije u ćelijama. Način na koji otrovi deluju u telu je ometanje normalnih aktivnosti određenih telesnih hemikalija kao sto su enzimi. Opravdavajući svoju klasifikaci-ju kao ćelijskih otrova, "metilksantini" remete rad enzima fosfodiesteraze, koji razlaže ciklični AMP, isključujući signal za zaustavljanje proizvodnje energije ili za zaustavljanje rasta. Prema tome, ona žlezdana tkiva koja su osetljiva na ciklični AMP nastavljaju da rastu.

Ovaj faktor povećava verovatnoću javljanja bolesti u ovim žlezdama, i takvih bolesti u dojki kao sto su ciste i fibrozni tumori, takozvana fibrocistična bolest dojke koja je opažena kod osoba izloženih metilksantinima.

Mlada lekarka sa potpuno razvijenom fibrocističnom bolešću dojke je imala naviku da koristi velike količine metilksantina svakog dana; oko 1.300 miligrama. Razgovarala je sa hirurgom i odlučili su da treba da prestane sa upotrebom napitaka koji sadrže metilksantine (kafa, čaj, koka kola i čokolada) kako bi utvrdili da li će njena benigna bolest dojke nestati. U roku od mesec dana, grudvice u njenim dojkama su počele da se smanjuju. Za dva meseca, fibrocistična bolest je nestala. To se nije odigralo bez borbe, posto je patila od snažnih glavobolja usled odvikavanja koje nisu mogle da se umanje čak ni lekovima za glavobolju.

Sada znamo dobar lek za glavobolje pri odvikavanju, vrtoglavice i druge simptome koji se javljaju pri ostavljanju braon napitaka. Jednostavno ostavite šolju kafe ili drugog braon napitka u frižider. Ako se simptomi jave, uzmite supenu kašiku ovog napitka. Sačekajte 30 minuta i ponovite to ako simptomi nisu nestali. Uzmite supenu kašiku po potrebi. Dr Džon P. Minton sa državnog Univerziteta iz Ohaja u Kolumbu, je ispitao i utvrdio da zdrave dojke sadrže 5,8 pikomola (oblik mere) cikličnog AMP po miligramu belančevina u poređenju sa 9,7 kod fibrocističnih čvorova, i 30,8 kod malignog tkiva dojke. Pošto su žene sa fibrocističnom bolešću izložene četiri puta većem riziku od raka dojke u odnosu na normalni, izgleda razumno savetovati žene da prekinu sa korišćenjem metilksantina kao meru kontrole raka dojke. Rak dojke je veoma česta i ozbiljna bolest kod žena.

✳✳✳

Dakle, čak i ako niste razumeli polovinu naučnih argumenata upotrebljenih u ovom radu, jasno vam je koliko je kafa opasna. Uostalom, ako važi pravilo da otrov vuče otrov, nije čudo što kafa tako dobro ide uz nikotin. U početku, prvih meseci na živoj hrani, uzimala bih ponekad, onako, "da se počastim" neskafu ili kapućino. I samo jednog dana , bez ikakve razumske odluke, premišljanja ili logičkog zaključivanja, samo sam prošla u samoposluzi pored rafa sa kafama i nisam je kupila. Moje telo i moja duša više nisu hteli kafu.

Prošlo je još četiri godine od tog momenta i snimala sam veganski serijal "Dođi na večeru" za Prvu televiziju. Predposlednji dan je bio izuzetno naporan, snimalo se kod mene, spremala sam hranu ceo dan, snimala i dosnimavala, a na kraju još, imala svirku u Sansetu na Adi Ciganliji. Kako je sve prošlo neviđeno dobro, u toj euforiji pobede i uspeha, naručila sam espreso sa šlagom, opet u toj naivnoj, detinjoj želji "da se počastim". Espreso. Bukvalno, dva gutljaja kafe. Zaboravivši čak da sam je popila, krenula sam sa drugim muzičkim blokom, kad me je odjednom presekao neopisiv bol u predelu jetre, toliko jak da sam se gotovo presamitila na stolici. U panici sam razmišljala, kako je moguće da mene nešto zaboli, kada me ništa nije bolelo četiri godine! Šta sam to pojela, kada uvek jedem samo živu hranu? I onda sam se setila – espreso.... Znala sam ja da je kafa kiselina, pa sam zaključila, eto kako kiselina deluje na bazni, čisti, zdravi želudac. Ali, da mi je neko tutnuo u ruke i pod nos ovaj predhodni naučni rad o pogubnom dejstvu kafe na ljudski organizam, ne bih više nikada, dok sam živa, pomislila, "hajde da sebe počastim jednim rakom" i uzela kafu.... Dajte svojim tinejdžerima da ovo čitaju, dajte mamama i trudnicama, svojim muževima, ženama i sinovima i kćerkama, očevima i majkama, a deci ponavljajte ono što su govorile naše babe a mi se besomučno smejali, a što je izgleda, više nego istinito – "ako piješ kafu, porašće ti brkovi i rep" . Ako su brkovi i rep nešto neželjeno, neprijatno i deformisano u dečjem svetu, onda oni u svetu odraslih odgovaraju – tumoru i metastazama. Dakle, da zaključim, ako piješ kafu, porašće ti tumor....

64

Osnovne namirnice

Ne samo da ćete morati malo da rekonstruišete i preradite svoju postojeću kuhinju, dizajniranu za kuvanje, pečenje i pripremu termički obrađene hrane, već ćete morati da promenite zalihe, kao i pojam zaliha i osnovnih namirnica. Dakle, krećemo u kupovinu:

Semenke:

Zaboravite na pečene, slane kikirikije i grickalice. Orašasti plodovi i semenke više neće biti grickalica za vas ili goste, već vaš dragoceni izvor proteina i energije. Kupujte po pola kilograma, držite ih zatvorene u teglici (Gruja ima divnu kolekciju semenki u četvrtastim polulitarskim flašama vode). Ja ih držim u frižideru.

Susam i lan moraju da budu samleveni, jer inače samo prolutnje kroz naš probavni sistem. Mlevenim mešanim semenkama posipate salatni obrok. Mlevene semenke su vegansko brašno potrebno za pravljenje i sušenje krekera.

Od indijskog oraha, makadamije – australijskog oraha (koga na žalost još uvek nema kod nas, ja sam ga nabavljala u Sarajevu) , badema i lešnika, pravimo i veganske sireve, napitke, jogurte, mleka, šejkove, i slatkiše.

Semenke čije su ne samo hranljive, već imaju funkciju gustina ili želatina jer obilato upijaju vodu.

Semenke konoplje su meke pa ih ne treba mleti. Direktno ih posipate po salatnim obrocima.

Brazilski orah je vrlo jak, pun masnoće, dovoljan je jedan komad dnevno. Ali i sir od njega je izuzetan....

Sve semenke i orašaste plodove, OSIM BADEMA, pre upotrebe potopite par sati u vodi, da "ožive". Deblokira se blokator klijanja i semenke su spremne da vam daju svoje žive ćelije.

Kad vam se nešto gricka, uzmite orah, badem ili lešnik.

Lekari već odavno znaju da su sirovi koštunjavi plodovi melem za telo i da sadrže niz elemenata koji su vrlo važni za zdravlje.

Ranije studije pokazale su da ljudi koji svakodnevno konzumiraju koštunjave plodove, ili njima potpuno zamene drugu hranu, gube više na težini i imaju manji obim struka, zbog čega se savetovalo da se ne konzumiraju preterano. Međutim, nova studija objavljena u američkom žurnalu za kliničku ishranu pokazuje da unos sirovih koštunjavih plodova ne mora da bude ograničen jer ni na koji način ne mogu da ugroze zdravlje, upravo suprotno.

Zdravlje mozga

Zbog velike količine vitamina E koštunjavo voće smatra se hranom za mozak, odnosno sprečava kognitivni pad, koji obično dolazi s godinama. Kikiriki je posebno dobar jer obiluje vitaminima iz grupe B, koji su takođe važni za mozak. Studija objavljena u britanskom žurnalu o ishrani pokazala je da su orasi dobri za jačanje radne memorije, sposobnost rešavanja problema i motoričke funkcije.

Borci protiv stresa

Orasi su bogati alfa-linolenskom kiselinom, pa štite srce u vreme velikog stresa, kad bi ono moglo da bude posebno ugroženo. Pored toga, stres obično dovodi do pada imuniteta, ali ako jedete bademe koji su bogati vitaminom E, vitaminima iz grupe B i magnezijumom, možete ga sačuvati, pa čak i ojačati.

Bademi, lešnici, kikiriki, brazilski orasi i domaći orasi igraju veliku ulogu u smanjenju rizika od razvoja srčanih bolesti. Razlog za to je što orašasti plodovi mogu da snize štetan LDL holesterol, a osim toga, nude zdrave mononezasićene i polinezasićene masnoće i vlakna koja štite srce. Orašasti plodovi bogati su i argininom, aminokiselinom koja pomaže da krvni sudovi budu opušteni.

Obaranje holesterola

Studija iz 2010, objavljena u listu koji se bavi internom medicinom, pokazala je da svakodnevno konzumiranje šoljice koštunjavih plodova snižava loš LDL holesterol za čak 7,4 odsto. Osim toga, koncentracija triglicerida takođe opada za više od 10 odsto.

Protiv raka prostate

Brazilski orasi, koji su puni selena, mogu pomoći i protiv uznapredovalog raka prostate, što je pokazala studija iz Holandije. Naime, muškarci koji su imali visoke količine selena u krvi, imali su 60 odsto manje šanse da imaju poodmakli rak prostate 17 godina kasnije.

semenke i orašasti plodovi

sirovi indijski orah
sirovi suncokret
orah
lešnik
badem
mak
semenke bundeve – golica
brazilski orah
susam
lan
makadamija
konoplja
seme čije

Indijski orah

je zapravo peteljka jedne južno američke voćke, zvane kešu. Hraniljivi podstanar sočne voćke, koštunjavi plod pasuljastog oblika razvija se unutar slatke kešu voćke, a koristi se od davnina za lečenje mnogih bolesti. Obiluje vitaminima B, C i E, kao i mineralima naročito cinkom. Velika je misterija i očigledni rezultat dečje igre pokvarenih telefona, što ovaj orah, koji potiče iz Brazila, mi zovemo – indijskim! Ali, kako bi onda zvali brazilski orah? Kako bi ih razlikovali? Indijski orah je velik oko tri centimetra, ima sopstvenu čauru i može biti pojedinačan, ili u grozdu. Kešu jabuka je krupkolika, duga od šest do dvanaest centimetara, sa žutom ili crvenom ljuskom, koja pokriva vlaknastu, mesnatu pulpu. Raste na kešu stablu, koje može dostići visinu od 15 metara, debelo je i zakrivljeno, s povijenim granama koje često dopiro do zemlje. Ima sitne ružičaste cvetove, koji rastu iz pazuha lista a mogu biti muški, ženski ili su oba na istom cvetu.

Plod indijskog oraha veoma je ukusan i prava je riznica hranljivih materija. Sadrži visok procenat vitamina C, B1, B2, B6 E i nijacina, obiluje cinkom, kao i drugim mineralima-kalijumom, natrijumom, bakrom, fluorom, jodom, kalcijumom, gvožđem i fosforom. U svom sastavu ima dosta masnoća koje mu daju veliku kalorijsku vrednost, a najčešće se koristi za spravljenje visokohranljivih grickalica i sokova. Između spoljne i unutrašnje ljuske nalazi se gusto otrovno ulje koldkardol, zbog kojeg orah mora prvo dobro da se očisti, pa se ispeče ili skuva, da bi se toksin uklonio. U narodnoj medicini se osim ploda, koriste lišće, kora i plod, čak i ljuska.

Dokazano je da kešu jabuka ima antibakterijsko, antidizenterijsko, antimikrobno, antiseptičko, protivupalno, diuret ičko osvežavajuće i tonizirajuće dejstvo, ali i da je efikasan protiv kašlja, snižava nivo šećera u krvi i povišen krvni pritisak, suzbija groznicu, čisti creva. Od lišća i kore kešu drveta pravi se čaj protiv dijareje, upale krajnika i ranica na sluzokoži. Brazilci ovim napitkom leče vaginalni sekret, upotrebljavaju ga za zaustavljanje krvarenja i lečenje sifilisa. Kora i lišće bogati su taninima grupom fitohemikalija s dokazanom biološkom aktivnošću od protivupalnih do efekata stezanja tkiva. U ljusci kešua otkrivena je anakardična kiselina, za koju se smatra da ubija neke kancerozne ćelije. Međutim indijski orah, kao svi drugi orasi može da izazove alergiju. (Na ovu temu bi se dalo još divaniti i diskutovati, jer alergije jesu u osnovi psihoimunološke i uspešno se leče psihoterapijama, disanjem i drugim tehnikama otkrivanja i upoznavanja sebe. Alergije koje imamo od pojedinog voća, zapravo i nisu alergije, nego preterana reakcija organizma na dejstvo čišćenja koje izazivaju voćke. No, ako je već utvrđeno da organizam burno reaguje na orahe, u početku, dok prelazite i navikavate se na živu hranu, držite količinu unetih oraha pod kontrolom, po par komada dnevno od svakog).

Indijski oprah je, da zaključim, veoma hranljiv i preporučuje se u slučaju mentalnog naprezanja naročito učenicima i studentima, kao i onima koji dugo sede za kompjuterom. Nemojte da kupujete slani, pečeni, već kuvani, koji se vodi kao presan...

Orah

Poznat je kao izuzetan detoksikant, sekretolitik, laksativ i antidijabetik.

I ako je orah široko rasprostranjen ne zna se tačno njegovo poreklo. Postoje podaci da potiče iz Mediterana, ali i sa Dalekog istoka i Male Azije. Iz južne Evrope ka severu se naglo proširio kada je u osmom veku Karlo Veliki naredio sadnju lekovitog bilja.

U plodu oraha ima 7 – 10% ugljenih hidrata, do 63% masti, belančevina 17.8% uz neznatni sadržaj vode i 7.8% dijetnih vlakana. Od vitamina su prisutni A, B1, B2, B3, B5, B6, C i PP. Orah ima minerale: kalijum, kalcijum, fosfor, magnezijum, natrijum i gvožđe. Energetska vrednost je zbog sadržaja masti prilično velika (100g oraha daje 350 – 680 kcal).Orahov list sadrži čvrsto etarsko ulje žućkaste boje, miriše na katran, tanin i galine. Mladi plodovi imaju dosta vitamina C, pa se stavljaju u med i daju bolesnima, slaboj deci i malokrvnim osobama.

Najveća vrednost oraha je veliki sadržaj omega – 3 masnih kiselina i antioksidanasa. Konzumacija nekoliko oraha dnevno (30 do 50g, zavisno od težine čoveka) znatno smanjuje rizik oboljevanja od srčanih bolesti. Orasi omogućuju smanjenje holesterola na lak i ukusan način. Kako je to moguće? Zar nisu previše masni? Jesu, ali oni sadrže uglavnom mononezasićene masti, poznate po sposobnosti da smanje holesterol u krvi i da spreče oksidaciju LDL (lošeg) holesterola, čime se sprečava njegovo taloženje u zidovima arterija i nastanak plaka.

Džoun Sabejt (Joan Sabate) sa Univerziteta Loma u SADu je grupi ispitanika mesec dana davala 60 g oraha dnevno. Sledećeg meseca nisu uzimali orahe, samo su i dalje unosili manje masti hranom. U mesecu kada su jeli orahe sniženje holesterola je bilo 18%, dok je u mesecu kada su bili na dijeti sa malo masti, a nisu jeli orahe, pad holesterola iznosio 6%. Zbog velikog sadržaja dijetnih vlakana i mononezasićenih masnih kiselina orah je preporučljiv i za dijabetičare zbog smanjenja holesterola i sprečavanja angiopatije, komplikacije šećerne bolesti. Kalorijska vrednost oraha je velika, pa dijabetičari moraju da je uračunaju u ukupan kalorijski unos. Kad uzimate sve orašaste plodove, u količini od 50 grama dnevno, govorimo o dva, tri oraha, uz ostale semenke i orašaste plodove, tako da nema opasnosti od gojenja i njegove visoke kaloričnosti. Ali, kako mi ljudi u svojim starim, pogrešnim, pogubnim navikama smatramo orahe grickalicama, ne umemo da stanemo. Znam ljude koji su u stanju da pojedu bademe, orahe, indijske orahe, koliko god staviš pred njih. Srećom, ishrana sirovom hranom je jako bogata, zasnovana pre svega na voću i povrću, tako da ćete jednostavno morati u svojoj glavi da promenite koncept i funkciju unosa orašastih plodova – oni nisu dakle, više grickalice, nešto za zamajavanje gladi, već vegansko meso – ako posipate salate sa preteranom količinom samlevenih orašastih plodova, obrok nećete ni moći da pojedete. Smatrajte tu mešavinu semenski i oraha za – parmezan...... .

Dok je lekovitost ploda oraha prilično poznata, manje se zna o lekovitosti lišća. Čaj od mladog lišća uz dodatak meda se koristi za čišćenje organizma, kao i za njegovo jačanje. Koristan je i za varenje, kostobolju, krvarenje i bolesti desni, prekomernog znojenja nogu i belog pranja.

Badem

Sa kikirikijem, orasima i lešnicima, badem je najomiljenija grickalica ljudi. Sa ovim voćkama svrstava se u zajedničku, izuzetno korisnu grupu koštunjavih plodova, iako je istovremeno i blizak rođak sa kajsijom, breskvom, višnjom i šljivom. Stablo badema raste i do deset metara, cveta u proleće, a plodovi se beru u jesen.

Najstarije vrste badema potiču iz Kine, odakle su putevima svile prenete u Grčku, severnu Afriku, Tursku i Srednji istok. U Španiju i Portugaliju bademe su doneli arapski trgovci, gde se do današnjeg dana spremaju tradicionalne nacionalne kulinarske đakonije, dok su Francuzi još u 14. i 15. veku bademovo mleko koristili za pripremu finih deserta. A zahvaljujući misionarima, drvo badema u 18. veku stiže i na tlo Severne Amerike. Sicilija je zemlja marcipana (smesa za oblikovanje kolača od badema, vode i šećera) gde majstori na svakom ćošku prave realistične replike svih voćaka, povrćki, predmeta, likova, cveća i latica – od marcipana.

Badem predstavlja deo tradicije mnogih kultura sveta. Stari Rimljani su na dar prijateljima donosili ušećerene bademe, a na venčanjima na mladu i mladoženju su bacali bademe kao simbol plodnosti. Ovaj običaj kasnije se preneo na celu Evropu, u kojoj je badem simbolizovao ne samo plodnost, nego i ljubav, dobro zdravlje i sreću. Šveđani ga i danas koriste za Božić. Jedan badem sakriju u puding od pirinča, verujući da će onaj ko ga pronađe imati sreću tokom cele naredne godine.

Iako je prva asocijacija na bademe u kulinarstvu priprema raznih slatkiša, njegova primena je mnogo šira, od doručka do mnogih slanih jela, kojima daju poseban ukus. Za doručak, usitnjeni ili iseckani na listiće, bademi mogu da se dodaju zobenim pahuljicama i osušenim kajsijama, ili jogurtu pomešanom sa osušenim voćem po izboru. Mogu da posluže i kao međuobrok sa svežim jabukama, bananama i grožđem, a meni je lično bilo otkriće bademovo mleko kao i sir od badema.

Danas se u svetu koriste dve vrste badema. Slatki bademi se jedu sirovi, na žalost i prženi, kao dodatak raznim jelima, ili se prerađuju za proizvodnju bademovog putera, ulja ili mleka. Gorki badem služi samo za proizvodnju esencijalnog ulja, jer je otrovan i nije za jelo.

Kao voćka, badem je izuzetno bogat bakrom, manganom, magnezijumom, fosforom, cinkom, gvožđem i kalcijumom. Izvrstan je izvor vitamina E i B kompleksa - riboflavina, niacina i tiamina. Bademi su vodeći izvor vitamina E u hrani, jer sadrže alfa-tokoferol, moćni antioksidans koji ima sposobnost snižavanja holesterola od 8 do 12 odsto. Nekoliko značajnih epidemioloških studija potvrdilo je da bademi štite srce od napada. Da bi se izbegle srčane bolesti dovoljno je svakodnevno pojesti 45 grama ovog dragocenog voća.

Velike količine mangana i bakra u bademu čuvaju nervni i endokrini sistem, održavaju čvrstinu i zdravlje kostiju, normalan krvni pritisak, a podstiču i optimalan rad štitne žlezde. Veoma je koristan i za držanje dijete, jer daje osećaj sitosti, što je veoma važno u borbi protiv gojaznosti.

Kako su odličan izvor kalcijuma, za osobe koje su alergične na mleko i mlečne proizvode, bademi su idealna zamena. Unoseći bademe biće snabdeveni dovoljnim količinama kalcijuma, mineralom koji je bitan za održavanje i čuvanje zdravlja kostiju, a bez bojazni da će dobiti neku vrstu alergije. Zbog tih svojstava, ali i zbog prisutne folne kiseline, bademi se preporučuju i trudnicama.

Prilikom kupovine treba obratiti pažnju na izgled badema. Iako ih nije teško naći, najduži rok trajanja imaju bademi sa ljuskom, jer sprečavaju negativan uticaj toplote, vlage i vazduha. Ukoliko su bademi u rinfuzi, potrebno je obratiti pažnju na njihovu boju koja treba da bude jednolična, a na dodir ne smeju biti savitljivi. Sveži bademi imaju sladunjav miris, a ukoliko je on oštar i gorak, znači da su užegli. Da bademi ne bi užegli, moraju da se čuvaju u hermetički zatvorenim posudama na tamnom, hladnom i suvom mestu. Ako se drže u frižideru svežina će se održati više meseci, a u zamrzivaču i do godinu dana.

Badem se tradicionalno smatra afrodizijakom za muškarce. Bogat je aminokiselinom argininom koja ima važnu ulogu kod vazodilatacije (širenje krvnih sudova) i postizanja erekcije. Redovan unos badema bitan je i za broj spermatozoida i njihovu pokretljivost.

Bademi poseduju takozvana probiotička svojstva, sa kojima povećavaju nivo dobrih bakterija u crevima i doprinose zdravlju organa za varenje, pokazala je jedna kanadska studija. Naučnici su utvrdili da fino mleveni bademi značajno povećavaju nivo dobrih bakterija, tako što koriste nezasićene masti iz badema za svoj rast i aktivnost.

Lešnik

Lešnik je blagotvoran za čovekov organizam. U plodu se nalaze pojedini sastojci koji štite srce i krvne sudove. Ako se redovno uzima može da snizi pritisak. Lešnik je i dobar antioksidans. Lešnici su u energetskom smislu veoma vredna namirnica, pa se preporučuju sportistima i mladima. Logično je da su i starijima korisni kao preventiva od srčanog udara, za vitalnost i potenciju. Kada se razbije ljuska, koja štiti plod, na samom jezgru se nalazi tanki smeđi omotač koji sadrži korisne polifenole. Jezgro sadrži 60-70% masnoće, a to su uglavnom nezasićene masne kiseline, inače veoma poželjne u ishrani. Osim toga u plodu ima belančevina, ugljenih hidrata, vitamina i minerala. Od vitamina najviše su zastupljeni B (posebno B5, B6, folna kiselina), A i E, a od minerala kalijum, kalcijum, magnezijum, fosfor, gvožđe, mangan, selen, cink.

Lešnik se koristi i u farmaceutskoj industriji. Ulje koje se dobija od lešnika se primenjuje kod masaže, a ima ga i u kozmetičkim preparatima za zaštitu od sunca.

U kineskoj medicini poznat je kao lek za potenciju, kao i ostalo jezgrasto voće.

U narodnoj medicini čaj od ljuske ili neljuštenog lešnika se koristi u lečenju urinarnih bakterijskih infekcija, stomačnih problema i hemoroida. Osim toga prave se obloge od ovog čaja, a stavljaju se na rane i proširene vene na nogama.

Susam

Omiljena namirnica orijentalnih i severnoafričkih naroda, susam se odavno preselio i kod nas. Postoji žuti i crni susam. Oba se koriste radi popravljanja ukusa i lekovitosti, a za njihovo lekovito dejstvo protiv ćelavosti, peruti, zubobolje, zujanja u ušima, išijasa, poremećaja u dojenju, znali su još stari Egipćani, Asirci, Vavilonci, Indusi i Kinezi.

Susam je jednogodišnja biljka sa mahunastim plodovima koje sadrže veliku količinu semena, a ono sadrži između 45 i 60 odsto kvalitetnog ulja koje se koristi za salate. Seme susama sadrži i najveću koncentraciju fitosterola, sastojka po hemijskoj strukturi nalik holesterolu. Fitosteroli imaju moć, ukoliko su dovoljno prisutni u ishrani, da redukuju nivo holesterola u krvi, poboljšaju imunitet i smanje rizik od nastanka pojedinih oblika karcinoma. Inače, semenke susama predstavljaju jedan od najkorisnijih dodataka u ishrani, dok se susamovo ulje smatra izuzetno kvalitetnim, pa se često koristi kao zamena za maslinovo.

Ulje susama predstavlja dobru prevenciju protiv stvaranja tromba, odnosno krvnog ugruška, ali i protiv dugotrajnog zatvora i neredovne stolice. Preporučuje se i za odstranjivanje crevnih parazita, čišćenja creva, kao i za lečenje hemoroida praćenih bolovima i krvarenjem. U narodnoj medicini koriste ga i za saniranje povreda, akni, čireva, bradavica, opekotina.

Susam je izuzetno bogat gvožđem, pa je dovoljno uneti samo 25 grama ovog semena da bi se zadovoljila polovina dnevnih potreba za ovim mineralom. Osim gvožđa, u velikim količinama prisutan je i kalcijum, mangan, bakar, magnezijum i selen. Od vitamina posebno mesto zauzima vitamin E, moćan antioksidans koji štiti ćelije od starenja, pojave tumora i srčanih bolesti. Istovremeno, izvrstan je izvor i tiamina B 1, piridoksina B 6, niacina, folne kiseline i riboflavina. Sezamin je još jedan sastojak, važan u zaštiti jetre od oksidativnih oštećenja. Zajedno sa sezamolinom i lignanom utiče na snižavanje holesterola i krvnog pritiska, a povećava nivo vitamina E. Proteini i masne omega 6 kiseline takođe su važni sastojci susama za očuvanje zdravlja.

Istraživanja su pokazala da je susam delotvoran protiv upala i bolova kod reumatoidnog artritisa, kao i astmatičnih napada. Sirovi susam treba jesti svakoga dana,(mleven, jer nesamleven, samo prođe kroz naša creva), zato što je savršeni čistač organa za varenje.

Za osobe koje nemaju u organizmu dovoljno kalcijuma, susam je namirnica izbora. Dovoljno je jednu supenu kašiku ovog semena potopiti u 0,5 decilitra vode i ostaviti da prenoći. Ujutru ga samleti sa vodom i limunovim sokom u blenderu, i pojesti ga kao jogurt.... Postupak ponavljati u kontinuitetu.

U zemljama u kojima se gaji, susam ima reputaciju snažnog afrodizijaka. Na bazi ovog začina pripremaju se napici za potenciju. Da bi se dobio napitak prvo treba pomešati seme susama i maka u istim količinama. U tu mešavinu dodati manju količinu semena koprive, luka i šargarepe, kao i kašiku meda. Sve sastojke samleti i pomešati. Kašičicu smese rastvoriti u čaši vina i polako piti.

Za lečenje hemoroida samleti kašiku susamovog semena i u to dodati dve kašike vode. Zajedno mešati dok ne nastane pasta, a onda u tako dobijenu pastu dodati i kašičicu kokosovog ulja. Sve dobro umutiti, a zatim namazati na parče tosta i pojesti.

Protiv opekotina lek se pravi tako što se dve kašike susamovog semena potope u čaši vode i stave se u odgovarajuću posudu da ključaju nekoliko minuta. Zatim se sadržaj procedi i ostavi da se ohladi. Vatom umočenom u hladan čaj prelazi se preko upaljenih mesta i opekotina više puta dnevno. Ja sam isti efekat imala i kada sam kožu masala samo hladno ceđenim uljem od susama. Za negu kože, ne postoji bolje sredstvo od hladno ceđenog ulja susama, koje prodire sve do kostiju. U Ajurvedskoj masaži koristi se toplo susamovo ulje, a koristite ga umesto skupih preparata za sunčanje, jer ono u sebi sadrtži prirodnu zaštitu od uv zračenja, faktor 8...

Lan

Neki seme lana smatraju najzdravijom namirnicom sveta. Postoje dokazi koji upućuju da smanjuju rizik od nastanka srčanih bolesti, raka, srčanog udara i dijabetesa.

Semenke lana su se uzgajale u Vavilonu čak 3000 godina pre Hrista. Verovalo se da imaju moćna lekovita svojstva.

Sadrže brojne hranjive i lekovite materije. Omega 3 masne kiseline koje sadrže imaju odlično delovanje na zdravlje srca i krvnog sistema. Jedna kašika semenki lana sadrži oko 1.8 grama omega 3 masnih kiselina.

Lignani koji pripadaju grupi fitoestrogena imaju odlična antioksidativna svojstva. Semenke lana sadrže čak 75-800 puta više lignana, u odnosu na druge namirnice biljnog porekla.

Semenke lana sadrže rastvorljiva i nerastvorljiva vlakna koja su potrebna za pravilan rad probavnog sistema.

Nedavna istraživanja su konačno pokazala da semenke lana smanjuju rizik od nastanka raka dojke, prostate i debelog creva.

Omega 3 masne kiseline usporavaju širenje ćelija raka, a lignani štite zdrave ćelije od kancerogenih. Takođe blokiraju enzime koji su uključeni u procesu širenja i rasta kancerogenih ćelija. Istraživanja su pokazala da omega 3 masne kiseline štite kardiovaskularni sistem. Smanjuju rizik od nastanka hronične upale u telu, smanjuju već postojeću hroničnu upalu i normalizuju broj otkucaja srca.

Omega 3 masne kiseline takođe smanjuju rizik od nakupljanja plaka na arterijama koji može uzrokovati srčani i moždani udar. Semenke lana uspešno regulišu nivo holesterola u krvi. Samo 4 kašičice dnevno će biti dovoljno da povećate nivo dobrog (HDL) i smanjite nivo lošeg (LDL) holesterola.

Preliminarna istraživanja su pokazala da lignani iz semenki lana regulišu nivo šećera u krvi i smanjuju rizik od nastanka dijabetesa tipa 2. Ishrana sirovom, živom hranom, apsolutno leči dijabetes. Problem je u vrlo jakoj medicinskoj propagandi, koja govori bolesnicima od šećerne bolesti da nema leka za ovu bolest i da jednom na insulinu, morate biti ceo život na insulinu. Dijabetes je farmaceutski, najunosnija bolest i nije ni čudo što ju je medicina okarakterisala kao neizlečivu. Pri tom je, zbog grozne ishrane, ona neprestano u porastu. Dok god su ljudi bili na medu, javorovom sirupu i agavi, dok nisu počeli da proizvode smrt na plantažama šećerne trske, dijabetes je bio jako retka bolest debelih i bogatih....

Što se tiče ženskih tegoba u menopauzi, jedno istraživanje je pokazalo da 2 kašike semenki lana dnevno može smanjiti intenzitet valunga za čak 57%. Moji valunzi su svi nestali kada sam prešla na ishranu živom hranom.

Mak

Mak je jednogodišnja biljka koja ima ružičaste, bele, žute, naradžaste, crvene ili ljubičaste cvetove. Zrela makova glavica spolja je naborana.Unutar glavice nalazi se nekoliko odeljaka koji sadrže stotine semenki.semenke su sićušne, bubrežastog oblika, orašastog ukusa i hrskave. Mogu da budu smeđe, sivo- plave i žute boje.

Energetski sadržaj 100 g semenki maka iznosi 533 kcal / 2231 kJ. Od toga je 45% masti, 24% ugljenih hidrata i 18% belančevina.

Od vitamina izvrstan je izvor tiamina (0,85 mg što čini 56% PDK), piridoksina (0,4 mg što čini 22% PDK), a dobar je izvor folne kiseline (35 mg što čini 17% PDK), riboflavina (0,2 mg što čini 12% PDK) i vitamina E (1,1mg što čini 11% PDK).

Iz bogatog nutritivnog sadržaja maka ističu se nezasićene masne kiseline, pre svega linolna kiselina i oleinska kiselina. Linolna kiselina je esencijalna omega 6 masna kiselina koju naš organizam ne može sintetisati. Nalazi se u ćelijskim membranama biljaka gde učestvuje u njihovoj izgradnji, podstiče apsorpciju i transport u masti topljivih vitamina A, D, E i K. Naučna istraživanja upućuju na to da mak može da bude važan deo u procesu usporavanja razvoja multiple skleroze. Takođe može da pomogne u zaštiti krvnog sistema, reguliše krvni pritisak i spreči zgrušavanje krvi. Često se primenjuje za lečenje kožnih oboljenja i upalnih procesa. Oleinska kiselina je mononezasićena masna kiselina koja pripada grupi omega 9. Ova kiselina nije esencijalna i ljudski organizam je može delimično sintetisati. Istraživanja naučnika sa Univerziteta Northwestern otkrivaju da oleinska kiselina može da učestvuje i u usporavanju pojave raka delovanjem na genetskom nivou. Takođe štiti krvotok od oštećenja.

Mak se može koristiti i za opuštanje mišića, protiv bolova, za iskašljavanje i lečenje grčeva u abdomenu. Minerali i vitamini maka ublažuju razdražljivost, stres, podstiču koncentraciju i raspoloženje.

U narodnoj medicini mak se koristio za dobijanje opijuma koji su lekari koristili za umirenje bolova, ali su ga nažalost mnogi i zloupotrebljavali. Mak koji se prodaje u marketima ne sadrži alkaloide, jer je seme osušeno.

Iako Evropljani poznaju samo plavi mak, Azija, Bliski istok, a posebno Indija koriste beli mak. Takođe od maka se proizvodi izvrsno ulje. Kupujte naravno, samo hladno presovano, odnosno, hladno ceđeno ulje, koje se sa maslinovim i drugim hladno ceđenim uljima meša i dodaje salatnim obrocima.

Brazilski orah

Brazilski orah je verovatno najbogatiji prirodni izvor mikroelementa selena, koji je bitan antioksidans, jer deluje preventivno protiv malignih oboljenja.

U 100 grama, brazilski orah sadrži 176 miligrama kalcijuma, 600 mg% fosfora, 3,4 mg% gvožđa, 4,6 mg% cinka, kalijum i magnezijum, ali je ipak najpoznatiji po selenu, prirodnom antioksidansu s antikancerogenim svojstvima (posebno u vezi s rakom prostate). Sadrži dosta vitamina E, koji, zajedno sa selenom, poništava moguću štetnost visokog procenta masnoće u ovom orahu. Sadrži određenu Jednostavnije rečeno, Brazilski orah sadrži 70 odsto masnoće i 17 odsto belančevina, od toga najviše 18 odsto) aminokiseline metionin, čiji je najbogatiji prirodni izvor. Bogat je izvor esencijalnih masnih kiselina, palmitinske, oleinske, linoleinske i alfa-linoleinske, kao i nešto miristične i atearinske. Ima i fitosterola. Bitno je znati da samo dva brazilska oraha zadovoljavaju dnevne potrebe organizma za selenom.

Chia- čija

Chia semenke su više nego funkcionalna i hranjiva, one su super hrana. Poznata je pod nazivom 'Pinjole'. Asteci i Maje koristili su ovo seme za energiju i izdržljivost. Građani današnjeg Meksiko Sitija, u doba Asteka, živeli su na ovom čudu od prirodne hrane.

Ove semenke su bogate omega 3 i 6 masnim kiselinama(jedan od najboljih biljnih izvora omega 3 masnih kiselina). Zastupljenost vlakana je izuzetno visoka, najveće učešće imaju ksiloza i arabinoza. Ova vlakna imaju sposobnost jakog vezivanja vode tako da posle 20-tak minuta kada se semenke potope u vodu smesa se pretvara u želatin. Od minerala zastupljeni su: gvožđe, kalcijum, magnezijum, kalijum, cink i fosfor. U čija semenu prisutni su i biljni proteini, amino kiseline i vitamini C, E i B grupe: niacin, riboflavin,tiamin. Snažan je antioksidans i ima antibiotsko dejstvo.

Semenke su vrlo blagog i prijatnog ukusa i lako se kombinuju sa drugim namirnicama, jer im ne menjaju ukus, a povećavaju hranjivu vrednost. Vegani ih koriste za sirove kolače, a ja ih posipam svuda, jer znam da u sebi sadrže kalcijum, kalijum, fosfor, cink, mangan, natrijum...

Zbog izuzetne hranljivosti čija se preporučuje kao pomoć i prevencija kod vodećih bolesti današnjice dijabetesa, kardiovaskularnih bolesti i hipertenzije. Dobra je pomoć sportistima budući da daje energiju, snagu i izdržljivost, idealna kao pomoć u redukcionim dijetama, jer „topi kilograme" i reguliše probavu. Dovoljna je jedna supena kašika dnevno.

Može da se jede kao samostalan obrok ili da se pomeša sa muslijem, dresingom za salatu, blendiranim voćem, šejkovima. Čija se koristi mlevena ili cela i može da se dodaje krekerima za sušenje.

Konoplja

Skoro 55% srpske populacije umire od kardiovaskularnih bolesti, a ova statistika je iz godine u godinu sve nepovoljnija. U Srbiji svakih 15 minuta jedna osoba premine od posledica bolesti srca ili krvnih sudova. Pored ovoga, godišnje od raka oboli 35.000 ljudi, dok 21.000 stanovnika umre od te bolesti, pokazali su podaci Instituta za javno zdravlje Srbije "Dr Milan Jovanović Batut".

Takođe, primetan je i oslabljeni imunitet stanovništva na virusne i bakterijske infekcije, a uzrok tome, kao i u prethodno navedenim problemima, prvenstveno treba tražiti u – nepravilnoj ishrani, zasnovanoj na prekomernoj upotrebi životinjskih proizvoda (naročito mesa i mleka).

Kako je pokazao više od dve decenije dug naučni eksperiment "Kineska studija" (China Study), koje je sproveo dr T. Colin Campbell, pod patronatom uglednih naučnih institucija kao što su Cornell University, Oxford University i Kineska akademija preventivne medicine – ishrana bogata životinjskim proizvodima je glavni uzrok oboljevanja od kardiovaskularnih bolesti, raka, dijabetesa i mnogih drugih bolesti.

Pored već skoro svima poznatog podatka da konzumacijom životinjskih proizvoda (meso, mleko, jaja), unosimo u organizam loše zasićene masnoće i holesterol, "Kineska studija" je pokazala i da su sami životinjski proteini štetni za ljudsko zdravlje, tj. da je njihova konzumacija u direktnoj vezi s mnogim oboljenjima.

Nažalost, veliki broj ljudi i danas, pored brojnih naučnih dokaza, veruje da je biljna ishrana nepotpuna, a da je naročito siromašna nekim esencijalnim (neophodnim) amino-kiselinama (gradivni blokovi proteina). Činjenica je, međutim, da uravnotežena i pravilno kombinovana biljna ishrana u potpunosti zadovoljava potrebe za esencijalnima amino-kiselinama, kao i da mnoge biljne namirnice sadrže takav amino-kiselinski sastav, koji je po kvalitetu ravan mesu, mleku ili jajima.

Velika reklama koja je pratila soju proteklih decenija dovela je takođe do zablude da je to jedina biljka koja po proteinskom sastavu može da "parira" životinjskim proizvodima. Istina je da postoje i druge biljne namirnice koje sadrže u sebi sve esencijalne amino-kiseline u potrebnom odnosu, odnosno predstavljaju kompletan protein. U te namirnice spada i seme konoplje, koje stiče sve veću popularnost, ne samo zbog svog proteinskog sastava, već i zbog idealnog odnosa omega-3 i omega-6 masnih kiselina u svom sastavu. Omega 3 masne kiseline, ključne za zdravlje srca i krvnih sudova, nalaze se u značajnijoj količini još u plavoj ribi i lanenom semenu. Nažalost, riba je sve više zatrovana teškim metalima, dok soja sadrži velike količine fito-estrogena – supstanci koje, prema nekim mišljenjima, mogu poremetiti hormonski balans u organizmu.

Seme konoplje se prema tome izdvaja kao jedinstvena namirnica koja sadrži kvalitetan, kompletan protein, kao i zdrave omega-3 masne kiseline, mnoge minerale i za bolje varenje korisna vlakna – a da pritom nema u sebi fito-estrogene, niti bilo koje druge štetne supstance.Pogledajmo zato sada detaljnije u sastav ovog čudesnog semena pomalo zaboravljene biljke – konoplje.

Postoji osam amino-kiselina koje naš organizam ne može stvoriti i još dve koje ne može sintetizovati u dovoljnoj količini. Te amino-kiseline nazivamo "esencijalnim" (neophodnim) i moramo ih unositi putem hrane, dok će ishrana bez neke od njih na kraju izazvati bolest i čak – smrt. Ove esencijalne amino-kiseline, zajedno sa 11 drugih koje telo može samo da napravi, povezani su međusobno u belančevine.

Među biljnim namirnicama, konopljino seme nije jedinstveno po tome što ima sve esencijalne kiseline u potrebnoj količini, da bi se smatralo kompletnim proteinom. Soja, spanać, semenke bundeve ili laneno seme takođe sadrže sve esencijalne aminokiseline. Ono po čemu je jedinstven protein semena konoplje je da 65 % njega čini globulin edestin. Za razliku od vlaknastih proteina, koji imaju samo gradivnu funkciju, globularni protein, odnosno, biološki aktivne belančevine, imaju ulogu u pravilnom funkcionisanju mnogih ključnih procesa u telu. Edestin iz konoplje, ljudski organizam koristi za izgradnju anti-tela (imuno-globulina) – ili ukratko rečeno: imuniteta, odnosno otpornosti tela na infekcije. Naime, sposobnost tela da se odupre i oporavi od bolesti zavisi od toga koliko brzo može da proizvede ogromne količine antitela za odbranu od prvog napada. Ukoliko nema dovoljnog startnog materijala – proteina globulina, da snabde "armiju" antitela, organizam podleže bolesti. Edestin se takođe koristi i za izgradnju hormona, hemoglobina i enzima. Edestin, pored svega ovoga, ima nizak sadržaj fosfora, pa ne opterećuje bubrege, kao što to čine fosforom bogati proteini u hrani životinjskog porekla, kao i u nekim mahunarkama. Ono što je jedinstveno kod konoplje, pored toga da sadrži 65% edestina, je činjenica da ostatak proteina u njoj čini albumin, druga vrsta proteina, ista ona koja se nalazi u belancetu jajeta. Albumini su glavni proteini krvne plazme i igraju ključnu ulogu u mnogim važnim hemijskim procesima.

Zbog svega navedenog, može se reći da seme konoplje pruža telu sve esencijalne amino-kiseline potrebne za održavanje dobrog zdravlja.

Oko 5 % težine konoplje čini ulje semena konoplje. Najveći deo ulja semena konoplje čine polinezasićene esencijalne masne kiseline (80 %). Ove masne kiseline, poznate kao omega-3 i omega-6, ne mogu se proizvesti u ljudskom organizmu i moraju se uneti putem ishrane, pa se zato nazivaju i esencijalnim masnim kiselinama. One su uključene u proizvodnju životne energije iz hrane i kretanje te energije kroz telo. Esencijalne masne kiseline upravljaju rastom, vitalnošću i stanjem uma. Neophodne za pravilno funkcionisanje celog tela, a naročito mozga, mrežnjače, unutrašnjeg uha, nadbubrežne žlezde i testisa. Vrlo je važan međusoban odnos ovih esencijalnih masnih u našoj ishrani – jer previše omega-6 masnih kiselina može da ima i negativan efekat u telu. Zato se preporučuje da odnos omega-6 i omega-3 masnih kiselina ne bude veći od 4:1, a preporučivo je da on bude i manji. U konopljinom semenu priroda je spakovala omega-6 i omega-3 masne kiseline u idealnom odnosu za ljudski organizam – 3:1, pa je tako ono izuzetno korisno za očuvanje opšteg zdravlja, a naročito kardiovaskularnog sistema. Konopljino seme se može smatrati idealnim izvorom dragocenih omega-3 masnih kiselina za ljude koji ne žele da jedu ribu (gde se one takođe nalaze, ali se i uništavaju kuvanjem) – bilo iz etičkih (vegani) ili zdravstvenih razloga (zbog zagađenosti mora i sve većeg prisustva teških metala u ribi).

Golica

Semenke bundeve se u medicinske svrhe koriste već hiljadama godina. Bogat su izvor magnezijuma, kalcijuma, kalijuma, gvožđa, cinka i vitamina K. Semenke bundeve su odličan izbor za grickanje jer su bogate omega 3 masnim kiselinama koje su telu neophodne za održavanje zdravlja srca i regulisanje krvnog pritiska.

Otkrijte iznenađujuće zdravstvene prednosti semenki bundeve i jedite ih umesto nezdravih grickalica.

Istraživanje španskih naučnika je pokazalo da semenke bundeve sadrže takve ćelijske veze koje uspešno saniraju ćelije raka. Naime, neverovatno su korisne u lečenju raznih vrsta raka i imaju antiupalno delovanje.

Istraživanje nemačkih naučnika zaključuje da žene koje su prošle kroz menopauzu i svakodnevno jedu semenke bundeve imaju za 23% manji rizik od nastanka raka dojke. Jednako dobre su se pokazale i semenke suncokreta.

Ulje semenki bundeve se koristi za lečenje povećane prostate. Ulje sadrži fitohemikalije i antioksidanse koji smanjuju nivo slobodnih radikala u telu i sprečavaju nastanak kancerogenih ćelija.   Ako tražite prirodan način da poboljšate raspoloženje ili ublažite simptome menopauze, semenke bundeve su odličan izbor. Semenke regulišu napade vrućine, glavobolju, smanjuju bol u zglobovima i smanjuju učestalost naglih promena raspoloženja. Naučnici su dokazali da semenke bundeve povećavaju nivo dobrog (HDL) holesterola i regulšu krvni pritisak.

Istraživanja su dalje pokazala da semenke bundeve loš holesterol mogu da smanje za 13%, a ukupan holesterol za 10%. Takođe će smanjiti rizik od nastanka krvnih ugrušaka, bolesti kardiovaskularnog sistema, moždanog i srčanog udara.

Semenke bundeve su bogate zdravim nezasićenim masnim kiselinama, to ste do sada već ugravirali u svoje pamćenje, jer je ista priča sa svim ovde pomenutim semenkama. Naučnici u zemljama gde se srećom još uvek rade klinička ispitivanja, ustanovili su da je golica odlična i za regulisanje šećera u krvi i povećanju osetljivosti tela na insulin. Brojni stručnjaci dijabetičarima zato preporučuju semenke bundeve kao namirnicu za svakodnevno konzumiranje. Još kada bi im rekli da sasvim pređu na živu hranu...

Sa golicom se može vrlo efikasno i smršati. (čak iako niste na stoprocentnoj živoj hrani). Seme bundeve je bogat izvor vlakana i proteina, što je ključno u gubitku kilograma. Samo 30g semenki bundeve ima oko 5g proteina, što će vas duže držati sitima. Ali, da ponovim po stoti put – ne treba ih jesti neumereno, kao grickalice, jer šoljica golice sadrži oko 285 kalorija. Nadam se da ste do sada već zapamtili magičnu brojku od 50 grama dnevno SVIH semenki zajedno...

Šta još mogu da urade semenke bundeve? Odlične su za fizičko, ali i psihičko zdravlje. Smanjuju depresiju i to je naučno dokazano. Odlične su za smanjenje nivoa stresa i anksioznosti. Jedno istraživanje je pokazalo da povećavaju želju za seksom...

Semenke bundeve imaju antiupalno delovanje koje ublažava simptome artritisa. Ako patite od artritisa, svaki dan pojedite oko 30g semenki bundeve kako biste olakšali bolove.

Osobe kojima u telu nedostaje cink treba da razmisle o tome da počnu da grickaju još semenki bundeve, uz onih 50 grama svih semenki zajedno. Zašto? Zato što su one odličan izvor cinka, minerala koji je potreban za izgradnju kostiju. Samo 1/4 šoljice semenki bundeve sadrži čak 17% preporučene dnevne vrednosti cinka. Ostalo ćete namiriti iz povrća, ali i iz sirovog kakao praha i godži bobica....

Suncokret

Kada je suncokret iz Centralne Amerike prenet u Evropu, tokom prve polovine XVI veka, korišćen je kao ukrasna biljka u baštama i vrtovima, delimično zbog široko rasprostranjenog verovanja da njegovi cvetovi prate pokrete sunca. Starosedeoci Meksika su se sladili pečenim suncokretovim semenkama vekovima pre no što su hranljiva i lekovita svojstva ove biljke postala poznata u Evropi. Takođe, mleli su semenke i koristili ih kao dodatak brašnu, a proizvodili su i ulje od njih. Stanovnici Starog kontinenta su tek u XIX veku otkrili kakvim blagodetima raspolaže suncokret.

Suncokret je jednogodišnja biljka iz porodice Glavočika, što znači da njegov jarkožuti cvet čine hiljade sićušnih cvetića, od kojih svaki ponaosob proizvodi seme visoke hranljive vrednosti. Raste do visine od dva metra. Koren mu ponekad seže do dubine od tri metra. Voli vlažno tlo i zato se koristi za isušivanje močvarnih predela. Upija štetne materije iz otpadnih voda i tla, posebno olovo i radioaktivne supstance, zbog čega je u velikom broju sejan u blizini Černobila, nakon katastrofe koja je zadesila tamošnji nuklearni reaktor. Predstavlja jednu od najraširenijih i najčešće uzgajanih poljoprivrednih kultura na svetu. Cveta krajem juna ili početkom jula. Odlična je medonosna biljka.

Do 50% suncokretovog semena čine masti, zbog čega ova biljka predstavlja izvrstan izvor jestivog ulja, oko 23% proteini, koliko sadrži i jedan odrezak mesa, i 8% ugljeni hidrati.

Ono gotovo da ne sadrži vitamine A i C, ali zato izobiluje vitaminom E (samo se u bademu nalazi veća koncentracija ovog vitamina) i vitaminom B1 (veću koncentraciju ovog vitamina poseduju jedino pšenične klice).

Od mineralnih soli, suncokretovo seme je naročito bogato magnezijumom i gvožđem (6.8mg/100g, što predstavlja gotovo istu količinu koju sadrži sočivo), kalcijumom i fosforom.

Suncokretovo seme sadrži izrazito nizak nivo zasićenih masnih kiselina, a obiluje linoleinskom kiselinom, esencijalnom polinezasićenom masnom kiselinom, što ga čini posebno blagotvornim za snižavanje holesterola u krvi. Bogato je lecitinom, vrstom masti koja takođe doprinosi snižavanju holesterola.

Esencijalne masne kiseline koje se nalaze u suncokretovom semenu (posebno linoleinska kiselina) usporavaju razvoj arteroskleroze snižavanjem holesterola u krvi. One potpomažu proizvodnju prostaglandina E1 u telu, koji predstavlja veoma važnu biohemijsku supstancu koja širi krvne sudove i umanjuje rizik od formiranja krvnih ugrušaka, na taj način što smanjuje lepljivost krvnih pločica (trombocita). Vitamin E predstavlja snažan antioksidans koji sprečava oštećenja krvnih sudova. On takođe smanjuje lepljivost krvnih pločica, što sprečava formiranje krvnih ugrušaka i pojavu srčanih napada.

Konzumiranje suncokretovih semenki, posebno kao zamene za masnu ili kalorijama bogatu hranu, značajno utiče na smanjenje holesterola u krvi.

Linoleinska kiselina i vitamin E povećavaju elastičnost kože, štite njene ćelije od starenja. Suncokretove semenke su odlične kod ekcema, ispucale, suve kože i dermatitisa. Suncokretovo nerafinisano ulje služi u istu svrhu, utrljava se na obolelo mesto. Semenke jačaju nokte i kosu. Biljno mleko od suncokretovog semena se dobro pokazalo kao zamena za mleko životinjskog porekla kod novorođenčadi koja pate od infantilnog ekcema (atopični dermatitis).

Zahvaljujući visokom sadržaju vitamina B, fosfora, lecitina i linoleinske kiseline, predstavljaju odličnu hranu za negu nervnog sistema, posebno mozga. Ove skromne semenke olakšaće tegobe osoba koje pate od stresa, depresije, nesanice ili nervoze.

Dijabetičari dobro podnose suncokretove semenke, i one treba da čine sastavni deo njihove ishrane. Visok sadržaj vitamina E sprečava pojavu dijabetesa i zaustavlja njegov razvoj.

Suncokretove semenke predstavljaju visokokaloričnu hranu, bogatu esencijalnim hranljivim materijama. Mogu ih upotrebljavati trudnice, dojilje, sportisti, osobe obolele od anemije, neuhranjene osobe i osobe koje se oporavljaju od teških bolesti.

Brojna epidemiološka istraživanja pokazala su da vitamin E poseduje antikancerogeno dejstvo. Takođe, semenke suncokreta poseduju belančevine i masti visoke hranljive vrednosti, kao i značajne količine gvožđa i magnezijuma, što ih čini idealnom namirnicom za osobe koje se bore sa rakom ili poseduju visok rizik oboljevanja od ove opake bolesti.

Najbolje je konzumirati presne suncokretove semenke jer u sebi sadrže najveću količinu hranljivih i lekovitih materija. Treba pri tom imati na umu dve stvari:
-suncokretove semenke ne treba soliti, jer višak soli sužava zidove krvnih sudova i oštećuje ih.
-suncokretove semenke ne treba doživljavati kao grickalice, već kao pravo jelo koje zamenjuje namirnice bogate zasićenim masnim kiselinama koje su štetne po čovekovo zdravlje, poput mesa i mesnih prerađevina, putera, sira, itd.

Makadamija – australijski orah

Evo jedne priče kako je otkriven ovaj neverovatni orah: botaničar Volter Hil se sa pomoćnikom, mladićem punim entuzijazma, zaputio u dubinu australijskog kontinenta. Jednog dana je sa zebnjom promatrao svog pomoćnika. Mladić je pojeo nekoliko plodova novootkrivene vrste drveća koja raste u suptropskim kišnim šumama na jugoistoku Kvinslenda. Hil je čuo da su ti orasi otrovni. No mladić nije umro, a nije mu ni pozlilo. Čak je rekao da su orasi vrlo ukusni. Zato ih je i Hil probao, te se složio s njim! 1857. Hilov kolega iz Melburna, botaničar Ferdinand fon Miler, nazvao je ovu vrstu Makadamija po svom prijatelju dr. Džonu Makadamu.Ubrzo zatim je počeo da šalje sadnice makadamije prijateljima i botaničarima širom sveta.

Otad je prošlo oko 150 godina, a makadamija je postala omiljena u mnogim zemljama sveta, i to s pravom. Časopis Chronica Horticulturae objašnjava: "Makadamija se smatra jednom od najukusnijih vrsta oraha na svetu zbog svog jedinstvenog, blagog ukusa, fine hrskave teksture i raskošne žućkastobele boje." Zato ne čudi da je u Australiji makadamija najunosniji autohtoni poljoprivredni proizvod.

Zimzelena stabla makadamije izvrsno uspevaju duž istočne obale Australije, gde preovladava suptropska klima. Dve od ukupno devet vrsta makadamije imaju jestive plodove, koji se sastoje od vlaknaste spoljašnje kore, okrugle žutosmeđe ljuske i žućkastobelog ploda velikog otprilike kao trešnja. Ali, tvrd je orah voćka čudnovata....ljuska makadamije je jako tvrda, pa ju je teško otvoriti. Aboridžini su je razbijali kamenjem. Džon Voldron, jedan od prvih uzgajivača makadamije, koristio je čekić i nakovanj. Služeći se tim jednostavnim alatom, on je u razdoblju od 50 godina otvorio osam miliona oraha. Od prvih mašina za razbijanje oraha nije bilo velike koristi jer su oni prilikom lomljenja ljuske oštećivali i jezgro. No, s vremenom su došle i bolje mašine. Kažu da je bilo jako teško odgojiti nove biljke. Kad bi uzgajivači posadili plodove dobrih stabala, iz njih bi obično izrasla stabla slabijeg kvaliteta. Ni metoda kalemljenjka nije donela dobre rezultate. Zbog tih problema komercijalni uzgoj makadamije je s vremenom zamro. A onda su Havajci uzeli stvar u svoje ruke. Dosetili su se kako da reše problem i ubrzo su postali najveći uzgajivači makadamije na svetu. U to vreme 90 posto svetske proizvodnje tih oraha išlo je na Havaje. Zato makadamiju zovu i havajski orah.

60-ih godina 20.veka, Australijanci su shvatili da je makadamija i te kako isplativa poljoprivredna kultura, pa su počeli ozbiljno da se bave njenim gajenjem, primenjujući iskustva havajskih uzgajivača. Danas na Australiju pada oko 50 posto svetske proizvodnje tih oraha. Makadamija se gaji i u Africi, Aziji i Srednjoj Americi.

Kod australijskog oraha koncentracija masti (uglavnom jednostavnih nezasićenih masnih kiselina, ili dobrih masti) obično prelazi 72%, što je više nego kod bilo koje druge vrste oraha od koje se dobija ulje. Prema najnovijim istraživanjima, umereno konzumiranje makadamije smanjuje štetni holesterol i trigliceride, a pomaže i u spuštanju krvnog pritiska.

Drobljena ljuska makadamije toliko je tvrda da se koristi kao materijal za brušenje.

Ali, to nije sve: izuzetno tvrde ljuske makadamije imaju gotovo jednaku kaloričnu, ili ogrevnu, vrednost kao smeđi ugalj. Jedna australijska elektrana od nedavno je počela da koristi otpadne ljuske makadamije kako bi proizvela električnu energiju kojom snabdeva fabriku za preradu makadamije i još neke druge potrošače. To je prva australijska elektrana u kojoj se otpad koristi za proizvodnju energije.

Možda je cela ova priča o makadamiji bila izlišna, kad se ona ne može nabaviti u Srbiji. Pretražujući internet, videla sam da mnogi veganski recepti, naročito za sir, uključuju ovaj orah, za koga sam prvi put čula prošle godine. Sticajem okolnosti, predavala sam jedno vreme na filmskoj školi u Sarajevu i često posećivala omiljenu mi radnju u Baš čaršiji, pod imenom "Badem". Raskošna, sa zidovima kao u nekadašnjim drevnim apotekama, travkama, nepoznatim biljkama i semenkama, za koje nikad niste čuli... Kakav Hari Poter! Gledam tako po semenkama, prebiram i ugledam natpis "makadamija". Najskuplji orah u celoj prodavnici. Ali, prodaje se pečen. Uspela sam jednom prilikom da naručim sirov, da me sačeka pre pečenja i uzela pola kilograma makadamije, samo da probam. Samlela sam je u mom blenderu bez ikakvih dodataka, a samo tako mlevena, makadamija je bila najukusniji i najbogatiji sir koji sam ikada probala. Nešto kao kozji, težak, masan, ali moćan. Od onda čeznem da neko pokaže interesovanje i krene u uvoz makadamije za Srbiju....

Zaslađivači:

med
nekandirane suve urme
suve šljive
suvo grožđe
javorov sirup
agava nektar
stevija

Šećer, beli, melasa, smeđi, pilule za zavaravanje, veštački zaslađivači, sve to trajno napušta vaš život. Šećerna bolest se pojavila u Evropi tek kada je počela prerada šećerne trske. Dok god su ljudi koristili med i prirodne voćne šećere za zaslađivanje, ove bolesti nije bilo, osim kod jako gojaznih, retkih primeraka više klase od Rima do renesanse, to sam već negde napomenula. Ne zamerite profesorki na ponavljanju, ja se ipak držim onog rimskog repetitio est mater studiorum, ili u prevodu, ponavljanje je majka učenja... Najpristupačniji i naravno, najzdraviji je prirodni med. Nekandirane suve urme sada možete naći i u Merkatoru, i u radnjama zdrave hrane. Krupne su, sočne i jako dobre za pravljenje sirovih slatkiša. Ako njih nema, dobre su i suve šljive i suvo grožđe, jer imaju vrlo visoku koncentraciju voćnog šećera. Javorov sirup i steviju ja lično ne koristim, ali mnogi vegani ih hvale i koriste u jelima. To isto važi i za agavin sirup.

Med

Ako bismo se više pridržavali izreke „med hrani i od mnogih bolesti brani" manje vremena bismo provodili po čekaonicama u domovima zdravlja. Stručnjaci kažu da bi svakoga dana trebalo da pojedemo onoliko grama meda koliko imamo kilograma, podeljeno u dve-tri doze.

Najbolje je da se uzima 15-30 minuta pre jela sa mlakom vodom ili čajem ili da se stavi ispod jezika da se lagano istopi. Za spavanje je bolje razmutiti kašiku meda u mlakom bademovom mleku. Da ne bismo preterali sa dozvoljenom dozom, treba znati da kašikom može da se zahvati od 28 do 30 grama meda, a kašičicom oko 15 grama.

Jednom sam pročitala u Večernjim novostima intervju sa doktorom Mićom Mladenovićem, profesorom pčelarstva Poljoprivrednog fakulteta u Beogradu. Zapamtila sam sledeće: "Med nije lek već samo pomoćno lekovito sredstvo, a to što ga neko donosi sa Homolja, a drugi sa Stare planine ne utiče na kvalitet. Svi medari imaju istu rasu pčela, a razlika može da bude samo u sadržaju mineralnih materija. Bagremov ima najmanje, samo sedam-osam minerala, lipov ima 16-18, livadski oko 25, šumski 40, a najviše ima kestenov 45. Ovaj poslednji je zato idealan za „jačanje" uma. Iako mu se pripisuju razna lekovita svojstva, med je prvenstveno hrana, i zato treba da se uzima velikom kašikom. Tegla treba uvek da stoji na stolu, a stvar ukusa je da li ćete jesti bagremov, livadski, lipov, cvetni ili šumski med."

U istom članku sam otkrila da sa medom može da postoji i predoziranje....Ako neko prekorači preporučenu dnevnu dozu meda i uzme duplu meru ili više mogu da se jave ozbiljne komplikacije. Med je visoko ugljenohidratantna komponenta i oslobađa veliku temperaturu tako da kao posledica „predoziranja" može da skoči temperatura, da se jave srčane aritmije, mučnina, povraćanje, proliv. Tegobe uglavnom nestaju nakon nekoliko sati kada se pojedeni med svari.

Bagremov je najsvetliji, ima malo polenovog praha pa mogu da ga jedu i ljudi koji su alergični na polen. U odnosu na druge medove, ima najviše fruktoze koja sporo kristališe, pa ostaje u tečnom stanju i do tri godine. Kako je najslađi med, deca ga vole, a preporučuje se i trudnicama, jer se najbolje usvaja u crevnom traktu i najbrže resorbuje kroz krvni sistem i transportuje u vitalne organe koji ga koriste. Kod sportista to su mišići, kod učenika mozak, kod rekonvalescenata mesto gde se obavlja regeneracija tkiva i slično.

Livadski med je najkompleksniji i sadrži najviše vitamina koji potiču od mnogih biljaka, a svaka biljka ima specifičan hemijski sastav. Negde u medu ima više alkaloida, negde mineralnih materija, negde vitamina, a posebno je značajno prisustvo eteričnih ulja i fitoncida (biljnih antibiotika kojima se biljke brane od mikroorganizama). Zbog sadržaja vitamina, livadski med treba uzimati u vreme jesenjih i prolećnih prehlada. (naravno, ako ste već duže vreme na živoj hrani, znate da ne možete da se pehladite....)

Šumski med je crvenkastobraon do crne boje i specifičan je po velikom sadržaju mineralnih materija koje su značajne za obavljanje umnih i fizičkih aktvnosti i zbog toga ima visoku cenu. U Grčkoj prave borov med ili med od borovih iglica i toplo ga preporučujem muškarcima, jer bor ima najviše testosterona u prirodi, što je bitno za obnavljanje muškosti....

Med može da se pokvari ako je loše zatvoren. On upija vlagu, i u površinskom sloju može da se razredi. Tada počinje proces tihe fermentacije, što znači da med može da se ukiseli. Na površini takvog meda javlja se pena i menja se miris, ali tada je dovoljno samo ukloniti sloj sa površine i jesti ostatak meda.

U kombinaciji sa polenovim prahom, matičnim mlečom i propolisom, od meda se priprema koktel koji sadrži sve one materije koje su potrebne čoveku tokom dana. Ima dosta ugljenih hidrata koji daju snagu, a polenov prah je koncentrat biogenih materija koje obezbeđuju sve mikroelemente. Propolis ima zaštitnu ulogu, a pčela ga koristi kao dezinficijens ili kao sredstvo sa kojim reguliše ili suzbija sve uzročnike bolesti u košnici.

Sa flavonima i flavonoidima, koje propolis najviše sadrži, deluje baktericidno i bakterostatički i koristi se u sanaciji bolesti, naročito u proleće i jesen. On štiti, zaustavlja ili ubija uzročnike. Gruja recimo i desni i zube neguje umesto pastom za zube, propolisom.

Matični mleč ili u prevodu kraljičino mleko, izuzetno je hranljiv različitim količinama esencijalnih kiselina, mineralnih materija, vitamina, hormona - hraneći se mlečom, matica živi i do sedam godina za razliku od pčele koja živi 40 dana. Osim regulisanja metabolizma,

91

može da pomogne u sanaciji nekih bolesti - srčanih tegoba, čira i nekih drugih bolesti digestivnog trakta. Med je definitivno super hrana, koja se nikad ne kvari, ovekovečena u drevnim spisima, a da nije bilo meda u staklenom kovčegu u koji su porinuli mrtvog Aleksandra Makedonskog, njegovo telo bi se raspalo negde u Aziji – ovako mumificiran u medu, stigao je do Grčke....

Urme

U prošlosti su ih zvali „hleb pustinje", a potom su naučnici dokazali da ovo voće ima i veliku hranljivu vrednost. Urme sadrže 80 odsto ugljenih hidrata, zajedno sa proteinima, mineralima i vitaminima, imaju malo masnoće, nemaju holesterola i veoma su zdrave.

Urme rastu u ogromnim grozdovima na palmi, lako se beru, čuvaju i transportuju, a vrlo su važan deo života i istorije zemalja Arapskog zaliva. One su deo svakodnevne ishrane stanovnika, nalaze se na trpezi kako bogatih, tako i siromašnih.

Zato i ne čudi što danas urme često zovu zdravim kolačima koji rastu na drvetu. Urme su idealne za ishranu dece, ali i odraslih.

Od urmi može da se pravi sirovi džem, stavljaju se i u med, a pravi se i pasta koja se koristi za kolače. Urme, takođe, idu u sirove čokoladne bombone, ali i u salate.

Postoji stotine različitih vrsta urmi, kažu da su najbolje i najskuplje urme iz Medine - cena za kilogram je od 20 do 40 evra. Lako se vare, smanjuju osećaj gladi, imaju vitamin A i B6, folnu kiselinu, kalcijum, gvožđe, bakar i magnezijum.

Urme jačaju telo, smanjuju holesterol u krvi, regulišu probavu, štite stomak od parazita i bakterija. Ovo jedinstveno voće je bogat izvor antioksidanata, koji su vrlo važni za zaštitu od srčanih oboljenja, kancera i starenja. Urme su, rekla sam, bogate prirodnim šećerom. Ne treba ih jesti u velikim količinama jer goje. Jedna urma ima više od 20 kalorija. Ali njihova slatkoća je takva, da tri, četiri urme na litar bademovog mleka, čine mleko slatkim, slatkim....

Javorov sirup

Premda svi javori sadrže slatki sok, za dobijanje sirupa upotrebljavaju se posebne vrste javorovog drveta koje sadrže najviše šećera. U vreme dok u šumi još uvek ima snega (februar - mart) a temperature variraju od niskih noću do relativno visokih danju, drveće na zarezanim mestima ispušta sok koji žlebovima u kapima curi u posude. Kada se posude napune, sirup se ukuvava do gustine koja odgovara onoj kod retkog meda (najčešće na licu mesta - dakle, na starinski način).

Dobijeni sirup sadrži oko 2 posto šećera, slatkog je ukusa i specifičnog mirisa te je vrlo tražen, i u domaćinstvu i u industriji, za izradu kolača i raznih poslastica. Zašto ga ja ne koristim? Jer je kuvan, a ne sirov, bez obzira što je mnogo zdraviji od šećera.

Dolaskom toplijeg vremena "iscrpljivanje" soka smatra se završenim do sledeće sezone. Završetak sezone prepoznaje se po tome što se lišće javora uvrne.

U novije vreme originalnom sirupu se na žalost dodaje kukuruzni ili drugi sirup, a od javorovog sirupa zadržava samo aroma. Tako postoji stoprocentni javorov sirup, 50-procentni ili sa još manjim procentom sirupa.

Kažu da je javorov sirup čisti i prirodni proizvod koji u pravilu ne sadrži nikakve dodatke (konzervanse) i može se dugo čuvati. Računa se da neotvorena posuda s javorovim sirupom može u neohlađenom prostoru stajati godinu dana a da ništa ne izgubi od svog kvaliteta.

Zanimljivo je da se javorov sirup, bez obzira na to bio otvoren ili neotvoren, na niskim temperaturama neće stvrdnuti.

Ako ćete i dalje da pravite tradicionalnu ili konvencionalnu termički obrađenu hranu, onda možete da zamenite šećer ovim sirupom, ali da znate: jedna šoljica belog šećera može da se zameni sa ¾ šoljice javorovog sirupa.

I još nešto –iako je vrlo popularan, nema nikakvih dokaza da je javorov sirup zdraviji od saharoze ili bilo kojeg drugog šećera. Čisto da znate. Med je zakon.

Agava nektar

Što je agava nektar? Agava je kaktus, poreklom iz pustinjske regije Amerike, najčešće je možemo naći u američkom jugozapadu i Meksiku. Agava nektar ili "sirup" je prirodni zaslađivač od soka ili soka izvađenog iz agave.

Sirovi agava nektar je izrađen procesom vakuuma, isparavanja agave na relativno niskim temperaturama, tako da se čuvaju prirodini enzimi. To je vrlo sličan proces kao što pčele proizvode med. Mešavina dobijenih šećera ima visoki sadržaj vode i prirodnih kvasaca, baš kao u sirovom medu.

Organski žuti agava nektar je od agave salmiana (vrsta agave koja dolazi iz Meksika) pretvara se u sirup kroz vakuum isparavanja i niske temperature. Jedna kašičica sadrži 60 kalorija i 16 grama ukupnih šećera -. 11,6 grama fruktoze i glukoze 4,4 grama.

Stevija

Ako nekome pomenete reč „stevija", može se desiti da vas zbunjeno pogledaju, kao da ne uspevaju da razumeju neki nepoznati jezik.

Ali stevija – biljka koja se vekovima koristi kao zaslađivač u Paragvaju i Brazilu – sada se može naći u mnogim supermarketima u Evropi, pa čak i u Srbiji.

Nazvana je „čudesnim zaslađivačem" i "svetim gralom za prehrambenu industriju" zbog svog prirodnog porekla i prednosti po zdravlje.

Iako se stevija prodaje u Japanu već 40 godina, proizvodi sa stevijom su odobreni kao aditivi hrani od 2008. godine u SAD-u i od 2011. u EU.

Kompanije su vrlo brzo profitirale. Prema Mintelu, britanskoj firmi koja se bavi istraživanjem tržišta, došlo je do porasta novih proizvoda baziranih na steviji od 400 odsto između 2008. i 2012, uz porast od 158 odsto između 2011. i 2012. godine.

Britanski lanac vitaminskih proizvoda Holland & Barrett objavio je da je u poslednje četiri nedelje došlo po porasta prodaje proizvoda sa stevijom za 50 odsto u odnosu na isti period prošle godine.

Danas možete naći zaslađivače na bazi stevije u raznim proizvodima kao što su jogurt, čokolada, čak i pivo, ali ne kod nas.... U medijima se rafinisani šećer redovno povezuje sa gojaznošću, za koju se tvrdi da je dostigla razmere epidemije. Više od 60 odsto odraslih osoba recimo u Velikoj Britaniji ima višak kilograma ili je gojazno, što dovodi do zdravstvenih problema koji državni zdravstveni sistem koštaju oko 5 milijardi funti godišnje, prema najnovijim državnim statističkim podacima. Volela bih da u narednim izdanjima ove knjige posegnem za domaćim podacima, ali njih još uvek nema. Stevija dakle, može da pomogne kod održavanja telesne težine, dentalnog zdravlja i dijabetesa. Za sada sve zvuči savršeno. Ali....uvek ima kod nas skeptika sa tim "ali". Brine me način dobijanja šećera iz stevije. Opet je u pitanju termička obrada ili industrijska, jer stevije ima i u obliku tableta. Zato, po drugi put, med je zakon. Dodaću – i urme su zakon....

Hladno ceđena ulja od:

masline
lana
kikirikija
susama
konoplje
crnog kima
bundeve
maka
pšeničnih klica
suncokreta
kokosa
kakao puter
arganovo, marokansko ulje

Tek u poslednjiih par decenija otkriveno je koliko su dobre masti,omega 3, 6 i druge neophodne za razvoj mozga i celokupnog organizma. Bez dobrih masti nema mišića, nema dobrog metabolizma, ćelije propadaju. Pogledajte film LORENCOVO ULJE, gde su roditelji deteta bolesnog od vrlo retke bolesti, gde organizam ne uspeva da kontroliše masti i postaje biljka, motivisali naučnike i dobili hladno ceđeno ulje od uljane repice koje je izlečilo sasvim ovu bolest. Podjednako lekovito je laneno ulje, konopljino ulje, zapravo svako hladno ceđeno ulje. Sada imamo i skupa ali neverovatna hladno ceđena ulja od koštica kajsije, origana, ruzmarina, bosiljka itd. Ta ulja se koriste bukvalno na kapi, uglavnom za lečenje raznih bolesti i tegoba. Ulje crnog kima je antiseptik i deluje antibiotski, ulje australijskog čajevca se koristi u spoljašnjoj upotrebi protiv gljivica i antibakterijski, ulje žutog noćurka za snižavanje visokog pritiska, itd.

Maslinovo ulje

Najnovija naučna istraživanja pokazala su da maslinovo ulje sadrži isto jedinjenje kao i lek "brufen", odnosno "ibuprofen", što znači da bi dnevna doza maslinovog ulja mogla da pomogne kod reumatičnih i srčanih oboljenja.

Prema rečima dr Garija Bičama sa Univerziteta u Filadelfiji, ta ideja javila se prilikom razmatranja osećaja koji se javlja kada se popije "ibuprofen" - ništa se ne dešava dok je lek u ustima, ali čim se proguta, on "sprži" grlo. Ispostavilo se da maslinovo ulje radi istu stvar - "sprži" grlo i to na istom mestu kao i "brufen" i zato su lekari posumnjali da postoji ista farmakološka supstanca u ulju i leku. Sumnja dr Bičama potvrdila se i tokom naučnih istraživanja, tako da je otkriven identični sastojak u "brufenu" i u maslinovom ulju.

Međutim, veoma je važno i o kom maslinovom ulju je reč jer, prema Bičamovom mišljenju, najbolje je ono ulje koje se dobija prvim ceđenjem. Hladno ceđeno, presovano je često i ono najskuplje....

Većina ljudi, međutim, i to uglavnom na Mediteranu, koristi maslinovo ulje za salate i povrće, dakle, koristi ga sirovo, što znači da se ostvaruje pun efekat. Ako kuvate na ovim plemenitim uljima, ona postaju kancerogena, kao i sva rafinisana ulja. O tome mislite ako sledeći put posegnete za tiganjem ili vam se jede pomfrit....

Doktor Bičam takođe smatra da je količina maslinovog ulja koju svakodnevno upotrebljavaju ljudi na Mediteranu jednaka dozi od jedne pilule aspirina za decu i to svakako ima pozitivne efekte po zdravlje, posebno kada je reč o srčanim i drugim kardiovaskularnim oboljenjima.

Korišćenje maslinovog ulja datira još oko 5.000 godina pre nove ere u oblasti Egipta i Mediterana, a 60-tih godina ovoga veka utvrđeno je da Grci koji konzumiraju velike količine soli i masnoća, ali i dosta voća i povrća žive duže od Japanaca, koji u ishrani koriste mnogo soli, ali jedu hranu koja ima manje masnoća i namirnica biljnog porekla.

Stručnjaci su utvrdili da Grci žive duže jer ređe oboljevaju od moždanog i srčanog udara, raka creva, oboljenja kardiovaskularnog sistema, a naučnici su, takođe, primetili da ljudi koji žive na selu širom Mediterana retko oboljevaju od srčanih bolesti bez obzira što unose veće količine monosaturisanih masnoća poreklom od maslinovog ulja, koje čini glavni sastavni deo njihove ishrane.

Korisno dejstvo maslinovog ulja na zdravlje potiče od visokog sadržaja monosaturisanih masnih kiselina i visoke koncentracije antioksidativnih supstanci.

Studije su pokazale da maslinovo ulje štiti od oboljenja srca tako što kontroliše nivo LDL (lošeg) holesterola i podiže nivo HDL (dobrog) holesterola, zahvaljujući monosaturisanim masnim kiselinama. Ljudi koji uzimaju 25 mililitra, što je dve kafene kašičice maslinovog ulja dnevno, tokom jedne nedelje pokazuju značajno smanjenje LDL holesterola i povećanu koncentraciju antioksidanasa, specijalno fenola u krvi.

Neprerađeno maslinovo ulje sadrži i viši nivo antioksidanasa, pre svega vitamina E i fenola u odnosu na prerađena maslinova ulja.

Maslinovo ulje se lako vari i ima zaštitnu ulogu na digestivni trakt, pomaže kod gastritisa i čira i podstiče sekreciju žuči i pankreasa, što utiče na smanjenje mogućnosti za formiranje kamena u žučnoj kesi.

Monosaturisane masnoće imaju istu kalorijsku vrednost kao i druge masnoće - oko 37 kilodžula po gramu, ali se kalorije koje potiču od maslinovog ulja drugačije raspoređuju.

Poređene su dve grupe ljudi koje su pokušavale da izgube višak kilograma, pri čemu je jedna grupa pratila mediteranski način ishrane i gubila ravnomerno višak kilograma, dok je druga grupa ljudi sledila dijetu sa smanjenim unosom masnoća i povećanim unosom ugljenih hidrata, što je rezultiralo gubljenjem sala samo sa donjih delova tela.

Maslinovo ulje ima i druga blagotvorna dejstva na zdravlje kao što je smanjeni rizik od oboljevanja od raka dojke i debelog creva, smanjeni rizik od dijabetesa i odloženu pojavu komplikacija kod dijabetičara koji su insulinski zavisnici.

Ulje od bundeve

Ulje semena bundeve, dobijeno hladnim postupkom ceđenja, preporučuje se kao pomoćno sredstvo za suzbijanje mnogih tegoba, pogotovo kada su u pitanju neprijatne tegobe sa prostatom. Ja kažem, pijte ga po malo u salatnim obrocima svakog dana pa nećete ni imati tegobe....

Bundevino ulje je izvor vitamina A (beta karoten), B1, B2, C, D, E i K, zatim cinka (koji objasnjava njegove pogodnosti za zdravlje prostate), kalijuma, gvozđa, magnezijuma, kao i biljnih antioksidanata.

Osim toga što je korisno za zdravlje muškaraca, ulje semena bundeve doprinosi jačanju imuniteta, smanjuje nivo holesterola, ublažava štetno dejstvo slobodnih radikala, povoljno utiče na rad srca, krvni pritisak i druge bitne funkcije organizma. Zbog visoke količine esencijalnih masnih kiselina, vitamina E i beta karotena, korisno je i za negu kože, tako da se tradicionalno upotrebljava kao dodatak raznih kozmetičkih sredstava.

Ulje bundeve je odličan i zdrav preliv za salate kojoj dodaje prijatan ukus vrlo sličan orahu.

Ulje od konoplje

"U Srbiji godišnje od raka oboli 33.000 ljudi, a 22.000 ih umre, što govori o potpunom neuspehu zvanične medicine da ga izleči. Ali, godišnja zarada od prodaje citostatika koji se koriste u hemoterapiji je 5 milijardi dolara i stalno je u porastu, jer raste i broj obolelih. Citostatici se i dalje koriste, iako uništavaju i zdrave ćelije, a ne samo ćelije kancera. Reč je o farmaceutskoj industriji kao industriji smrti. Farmaceutska mafija zarađuje na bolesti, na smrti, iako se zna da postoje prirodni lekovi koji su specifični po tome što ubijaju samo kancerogene ćelije. " Ovim rečima počinje intervju sa Aleksandrom Mitrovićem Metanojom, magistrom psihologije, posvećen lekovitim svojstvima jedne biljke, konoplje, koja se pokazala kao najefikasniji prirodni lek za kancer i mnoge druge bolesti. Intervju je toliko zanimljiv, da ga vredi preneti u celosti, što upravo i činim:

- Kada ste se upoznali sa lekovitim svojstvima konoplje?

- Moja tetka, koja živi u Holandiji, kao strastveni pušač obolela je od kancera pluća. Jedan od simptoma bio je i kašalj i iskašljavanje krvi. Sreća u nesreći je bila što u Holandiji postoji Institut koji proučava medicinsku upotrebu konoplje i što je u ovoj zemlji legalizovano korišćenje ove biljke (kao i u pojedinim državama u SAD, poput Kolorada). Po preporuci prijateljice, počela je sa terapijom, sa pijenjem ulja koje je dobila od cvetnih vrhova i listova ženske biljke konoplje i na svoje i iznenađenje lekara - za nekoliko meseci se u potpunosti izlečila! Prilikom ove terapije jedina nus-pojava je bio osećaj pospanosti, ali je taj osećaj bio samo prirodni deo procesa lečenja, prirodan način da telo prikupi energiju u borbi sa bolešću. To je bio početak mog interesovanja za medicinska svojstva konoplje. Kako je moje istraživanje napredovalo, zapanjeno sam zaključio da su postojali ne medicinski, već ekonomski razlozi da se gajenje i upotreba prirodne konoplje zabrani.

- Da li je svaka vrsta konoplje dobra?

- Ne. Postoje dve vrste konoplje: industrijska, sa veoma niskim sadržajem smole i THC supstance (manje od 3 posto) i ona nije lekovita, i prirodna konoplja sa visokim sadržajem smole i THC supstance (u cvetnim vrhovima ženskih biljaka konoplje nalazi se i do 20-30 posto THC-a) koja upravo zbog toga ima lekovita svojstva. Postoje i dve vrste THC supstance: industrijska THC dobijena hemijskim putem ne pokazuje lekovita svojstva koja ima prirodna. THC supstanca dobijena iz ženske vrste INDIJSKE KONOPLJE (indica) je tradicionalni (narodni) lek za oko 600 bolesti. Pomoću ulja od cvetnih vrhova i listova ženske biljke konoplje moguće je u potpunosti izlečiti kancer kože, kao i druge vrste tumora - što je dokazano i u naučnim studijama, a i ličnim iskustvom Rika Simpsona, Kanađanina koji je tako sebe izlečio od kancera kože konopljom; tu su i njegovi brojni pacijenti koje je besplatno lečio, sve dok mu nisu uništili zasade indijske konoplje.

Rik Simpson je izlečio uljem od konoplje oko 1.500 ljudi prema sopstvenoj evidenciji. Naučno je dokazano da THC suspstanca koja se nalazi u ulju od konoplje (od vrhova i listova biljke) ubija kancerogene ćelije i može u potpunosti da izleči kancer!

Ulje od vrhova i listova konoplje se ne može nabaviti u Srbiji, izuzev ulja od semenki konoplje koje ne može da izleči rak zbog malog sadržaja THC supstance, a kao takvo se koristi kao dodatak ishrani. U Holandiji se ovo ulje može kupiti po ceni od 2.000 dolara po litru.

Nedavno je Rik Simpson dobio ponudu od jedne farmaceutske kompanije, ali problem je što farmaceutske firme ne mogu patentirati ma kakvo ulje od konoplje kao lek, jer njega svako može proizvoditi u kućnoj radinosti i tako samog sebe izlečiti od mnogobrojnih bolesti. Takođe, prirodno ulje od konoplje sa visokim sadržajem THC supstance pokazalo se kao najbolja krema za zaštitu od sunčanja. Sve to bi zapravo uništilo farmaceutsku industriju u svetu. Zbog toga je gajenje konoplje zabranjeno odlukom Ujedinjenih nacija. Jer, farmaceutskoj industriji nije u interesu da ljudi budu zdravi, budući da ne zarađuje na zdravlju, već na bolesti. Otuda je farmacetuska industrija, zapravo, industrija bolesti, a time i industrija smrti. Napominjem ponovo da lekovito svojstva ima samo prirodni THC dobijen iz indijske konoplje, a ne industrijske konoplje, a pogotovo lekovita svojstva nema farmaceutski, hemijski sintetizovani THC.

- Da li postoje i drugi razlozi zbog čega je gajenje ove biljke zabranjeno i zbog čega je ona kriminalizovana?

- Da, problem je u tome što bi masovno gajenje konoplje uništilo savremenu industriju uopšte. Zbog toga je Konvencijom Ujedinjenih nacija o narkotičkim sredstvima iz 1961. godine konoplja proglašena narkotikom opasnim po zdravlje poput drugih, stvarnih narkotika kao što je heroin. Da stvar bude smešnija, u svetu umire 4 miliona ljudi godišnje zbog posledica pušenja, a cigarete nisu zabranjene, a meni nije poznato da je ma i jedan čovek preminuo zbog korišćenja konoplje. Verovatno se s pravom pitate u kakvom ludom svetu živimo, jer gde tu ima logike? Za industriju je najveći problem što se od ove biljke dobija jeftinije i učinkovitije gorivo za automobile koje ne zagađuje atmosferu, kao i bioplastika koja je 10 puta jača od čelika, iako je za 1/3 lakša od čelika. Henri Ford je načinio svoj prvi komercijalni automobil od konoplje. Na Internetu se može pronaći snimak Forda kako čekićem pokušava da razbije karoseriju od konoplje i u tome ne uspeva.

Zatim, time bi bila ugrožena industrija plastike od nafte i toksičnih otpadaka, koja izaziva kancer. To su i razlozi zbog čega su industrijalci, uz podršku bankara koji su bili prvi vlasnici industrije, zabranili ma kakvo sejanje konoplje u bilo kojoj državi sveta (odlukom Ujedinjenih nacija) iako su po zakonu koji je važio u 17., 18. i 19. veku, a i za vreme Drugog svetskog rata - farmeri severne Amerike bili obavezni da seju konoplju zbog njene industrijske i farmaceutske primene.

Za bankare i industrijalce problem je bio što svako može da gaji konoplju, jer ova biljka može uspeti i na pustinjskom zemljištu, budući da obnavlja zemlju pa pesticidi nisu potrebni, tako da bi farmaceutska industrija bila uništena, kao i industrija nafte i derivata (kojom se danas kontrolišu države).

Isto tako, zabranom proizvodnje konoplje došlo je do planirane eksplozije narkomanije - pod kontrolom istih tih ljudi koji su to zabranili, što je uočljivo i iz činjenice da je proizvodnja opijuma u Avganistanu, od trenutka okupacije Avganistana od strane Vašingtona, pod potpunom kontrolom CIA i MI5, porasla na 6.900 tona - što donosi zaradu od 65 milijardi dolara - pri čemu njih nije briga što na taj način uništavaju živote 15 miliona heroinskih zavisnika (od kojih se polovina nalazi u Evropi, Rusiji i Iranu, a to su, za divno čudo, države koje Vašington želi, milom ili silom, da kontroliše i potčini svojoj volji).

- Od kada se ova biljka gaji i u koje svrhe?

- Čovek od davnina gaji konoplju, a danas je jedini trenutak u istoriji čovečanstva kada je to zabranjeno. U Češkoj je pronađeno glineno posuđe staro 26.000 godina sa otiskom užeta od konoplje. Još su stari Kinezi od ove biljke pravili konopce, hartiju i odeću, a spominje se i u Atharva-Vedi. Od konoplje je čak moguće proizvesti beton sa odličnim termoizolacionim svojstvima. Ona se može koristiti i za izradu biorazgradive plastike, što bi dodatno ugrozilo industriju smrti - industriju nafte. Od nje je Levi Straus načinio prve farmerice u XIX veku, koje su pre nekoliko godina na aukciji prodate za 150.000 dolara. Dok je pamučnu odeću lako otrcati i uništiti, odeća od konoplje se pokazala neuništivom, što bi u velikoj meri ugrozilo tekstilnu industriju, ako bi se od pamučne preorijentisala na odeću od konoplje.

Stare Biblije su bile pisane na konoplji kao i Deklaracija o nezavisnosti Sjedinjenih Država. Ova biljka ne samo da može poslužiti za izradu papira, već i nameštaja, čime bi se sprečilo uništavanje šuma, a time i prirode od koje zavisimo... I po tome vidimo koliko oni koji danas vladaju svetom, bankarski lihvari, mrze prirodu. A zbog čega? Upravo zbog toga što je priroda Božja tvorevina. Prirodu žele zameniti industrijom smrti i hemikalijama, a od čoveka koga je Bog stvorio slobodnim žele načiniti pokornog i poslušnog roba. Otuda i savremena, namerno projektovana ekonomska kriza koja ima cilj da uništi srednju klasu, izmeša vere i rase u svetu stvarajući tako uslove za Treći svetski rat, a potom i novi svetski poredak sa jednom verom, i to verom u antihrista i satanu. A tim poretkom smrti, nesreće i neslobode bi upravljala uvek ista bankarska pseudoelita, sa krajnjim ciljem da u novom vrlom svetu postoje samo pseudoelita i njoj podređeni, kontrolisani i poslušni, što u krajnjem smislu znači zombirani robovi.

- **Zbog čega se vladari iz senke toliko plaše konoplje?**

- Zbog toga što bi nas ona učinila energetski nezavisnim od njihove industrije. Na zemljištu veličine 6o puta 6o metara moguće je dobiti 1.8oo litara etanola, a presovanjem semenki konoplje (koje se mogu koristiti i kao kvalitetna hrana, jer sadrže nezasićene masne kiseline i esencijalne aminokiseline), uz dejstvo enzima, moguće je proizvesti 6.8oo litara biodizel goriva za automobile, traktore, kamione i ostala prevozna sredstva. Godišnje za automobil je potrebno oko 1.8oo litara goriva, a oko 3.8oo litara je dovoljno za grejanje i toplu vodu. Na taj način bi svako mogao biti ekonomski nezavisan, i to uz očuvanje prirodne sredine - slobodan, a ne rob. Više ne bi postajala zavisnost od lihvara i njihove industrije smrti. Ono što ohrabruje je da Rusija uviđa da je gajenje konoplje visoko profitabilno, budući da je moguće razne industrije zasnivati na njoj. Direktor Federalne službe za kontrolu narkotika u Rusiji, Viktor Ivanov, izjavio je na sednici Državnog antinarkotičkog komiteta prošle godine da će uvođenje sorti nenarkotičke konoplje u proizvodnju u širim razmerama doprineti antinarkotičkoj politici u Rusiji. Ne treba zaboraviti da je na vrhuncu svoje proizvodnje ove biljke, SSSR proizvodio oko 8o posto konoplje u svetu. To je još jedan važan razlog zbog čega su vladari iz senke odlučili da u potpunosti zabrane i kriminalizuju konoplju iako ona nije narkotik, niti se čak ni rekreativnim uzimanjem može ugroziti na ma kakav način zdravlje, čak nasuprot - konoplja je lek za oko 600 bolesti. To pokazuju brojne medicinske studije o njenoj lekovitosti. Ja sam dosad sakupio preko 800 medicinskih referentnih studija koje pokazuju tu izuzetnu lekovitost, po čemu se može zaključiti da je konoplja panaceja (čudotvorni, univerzalni lek) i da je to jedan od razloga zbog čega je kriminalizovana. Medicinskim studijama dokazano je da čak i uzimanje kanabisa dovodi do povlačenja tumora, a da ne govorimo o efektu ulja od prirodne konoplje. Prirodna konoplja sa visokim sadržajem THC-a uspešno može izlečiti i poboljšati stanje kod sledećih bolesti: multipla skleroze, kancera, hipertenzije, ateroskleroze, dijabetesa, AIDS-a, glaukoma, depresije, epilepsije, migrene, glavobolje, astme, svraba, skleroderma, jakih bolova, distonije, nesanice, herpesa, mučnine i povraćanja, ADHD poremećaja, narkotičke zavisnosti, Alchajmerove bolesti, bipolarnog poremećaja, opekotina, cistične fibroze, hronične opstruktivne plućne bolesti, ekcema, fibromijalgije, upalne bolesti creva, Parkinsonove bolesti itd. Dakle, prirodna konoplja sa visokim sadržajem THC-a nije nakrotik, već ona leči narkotičku zavisnost. To je jedan od razloga zbog čega u vremenima kad se masovno gajila konoplja nije bilo narkomanije kao masovne bolesti. A to je i razlog zbog čega su oni koji danas vladaju zapadnjačkim svetom, a koji znatne prihode ubiraju od narkotičkog tržišta koje kontrolišu, odlučili da zabrane konoplju ne bi li napravili mesta za heroin, njihov omiljeni narkotik za masovno sejanje smrti i smanjenje populacije. Zato ova biljka nikako nije dobra za njihove ciljeve - smanjenje populacije na zlatnu milijardu, jer konoplja produžava životni vek i jedan je od malobrojnih lekova od teških bolesti koje oni seju po svetu.

- Da li svako može da pomogne sebi u bolesti i sam napravi lekovito ulje?

- Da, može. Sledeći recept za spravljanje ulja od prirodne konoplje sa visokim sadržajem THC-a bi trebalo zapisati. ULJE OD CVETNIH VRHOVA I LISTOVA ŽENSKE BILJKE PRIRODNE KONOPLJE,

NAJBOLJE INDIJSKE KONOPLJE, SORTE INDICA, KORISTI SE NA SLEDEĆI NAČIN:

Za kožna oboljenja, kao i kancer kože, preporučuje se mazanje obolelog mesta prirodnim uljem od konoplje sa visokim sadržajem smole i THC supstance. Potom se zavije namazano mesto i tako ostavi 3 dana, a zatim treba skinuti zavoj, ponovo namazati i zaviti sledeća 3 dana.

Na ovaj način može se u potpunosti izlečiti kancer kože, a konzumiranjem ovakvog ulja od cvetnih vrhova i listova ženske biljke indijske konoplje (vrsta indica) i ostale bolesti, kao i kanceri telesnih organa. Kod telesnih, organskih kancera treba popiti najmanje 60 mililitra ulja u toku 90 dana. Posle ovog vremenskog perioda i najteži oblici kancera bivaju izlečeni, prema iskustvu Rika Simpsona. LEKOVITO ULJE OD CVETNIH VRHOVA I LISTOVA ŽENSKE BILJKE PRIRODNE INDIJSKE KONOPLJE se dobija na sledeći način, a prema recepturi Rika Simpsona.

Početni materijal: 500 grama kvalitetnih vrhova konoplje. Vi možete koristiti i samo oko 30g, a ova gramaža će proizvesti oko 3 - 4 grama ulja. Količina proizvedenog ulja variraće od vrste do vrste, ali sva imaju neverovatan efekt u lečenju.

1. Stavite potpuno osušeni biljni materijal u plastičnu posudu.

2. Natopite materijal rastvaračem. Mogu se koristiti razni rastvarači: 99procentni izopropilni alkohol koji možete naći u lokalnim apotekama. Alkohol apsorbuje više hlorofila iz biljnog materijala, pa ulje napravljeno pomoću alkohola ima tamniju boju, ali to ne smanjuje njegovu potenciju za neki značajniji postotak. Eter, nafta, butan i mnogi drugi rastvarači mogu proizvesti žuto ili prozirno ulje koje možda izgleda bolje, ali tamno ulje može biti jednako potentno. Ako je postupak izveden pravilno, u ulju neće biti ostataka rastvarača, ili će ga biti vrlo malo. Rik Simpson je konzumirao ulja proizvedena korišćenjem raznih rastvarača tokom 8 godina bez štetnih posledica. Treba vam oko 8 litara rastvarača da biste odvojili THC od pola kilograma biljnog materijala; 500ml rastvarača bi trebalo biti više nego dovoljno za odvajanje THC-a od 30g biljnog materijala.

3. Izgnječite biljni materijal koristeći čisti (bez hemikalija) drveni štap ili neki sličan alat.

4. Dodajte rastvarač dok biljni materijal ne bude potpuno potopljen. Biljni materijal gnječite štapom. Dok to radite THC se

odvaja od biljnog materijala u rastvarač.

5. Radite to oko 3 minuta.

6. Prelijte mešavinu ulja/rastvarača bez biljnog materijala u drugu posudu. Upravo ste izvukli oko 80 procenata THC-a iz biljnog materijala.

7. Drugo ispiranje - Ponovo dodajte rastvarač u biljni materijal i gnječite ga još 3 minuta da izvadite preostalih 20 posto THC-a.

8. Prelijte mešavinu ulja/rastvarača u posudu koja već sadrži prvu mešavinu koju ste prethodno napravili.

9. Bacite biljni materijal iz kojeg ste upravo izdvojili THC.

10. Prelijte mešavinu ulja/rastvarača kroz filter za kafu u čistu posudu.

11. Isparite rastvarač (kuvanjem). Rik Simpson je primetio da iz posude za pirinač vrlo dobro isparava rastvor.

12. Dodajte mešavinu u posudu do 3/4 zapremine. Dobro pazite da prostorija u kojoj se nalazite bude izuzetno provetrena i uključite ventilator da oduvava pare rastvora. Pare su vrlo zapaljive. Dobro se osigurajte da se nalazite podalje od žarećih elementa, grejalice, iskre, cigarete, otvorenog plamena itd. To može prouzrokovati požar.

13. Uključite grejno telo i namestite da se posuda jako greje.

14. Dodajte mešavinu u posudu kako se nivo spušta, sve dok sva mešavina nezavrši u posudi.

15. Kada je sav rastvor gotovo ispario, dodajte par kapi vode u mešavinu. Količina vode koju ćete dodati zavisi od toga koliko ste imali biljnog materijala na početku. Ako se proizvodi ulje od pola kilograma dobrog biljnog materijala, obično se doda oko 10 kapi vode.

16. Kada je u posudi ostalo oko 25mm mešavine ulja/rastvora, stavite rukavice i lagano vrtite posudu (da se promeša rastvor).

17. Vrtite posudu dok rastvor ne ispari. Par kapi vode pomaže kod isparavanja ostatka rastvora i donekle čuva ulje od prejakog zagrejavanja. Temperatura ulja nikada ne bi smela preći 140 stepeni C.

18. Stavite rukavice i uklonite ulje iz posude.

19. Oprezno prelijte ulje u manju čistu metalnu posudu.

20. Stavite tu posudu na dehidrator ili na neki uređaj koji lagano greje, kao grejač za kafu. Može potrajati nekoliko sati, ali će voda i rastvor ispariti iz ulja. Kada više nama nikakve aktivnosti na površini

ulja, lek je spreman za upotrebu.

21. Prelijte vruće ulje u bocu. Kada se ulje ohladi, postaje kao gusta mast. Neke vrste konoplje proizvešće vrlo gusto ulje.

Za sve vas koji ćete početi da koristite ulje od konoplje kao lek, evo par jednostavnih činjenica: Ulje će sniziti krvni pritisak, i ako uzimate lekove protiv visokog pritiska možda ćete otkriti da vam oni više nisu potrebni. Isto važi i za dijabetičare. Rik Simpson je uočio da ulje od konoplje leči dijabetičare do tog nivoa da im insulin više nije potreban. U stvari, većina farmaceutskih lekova više nije potrebna kada osoba jednom počne koristiti ulje od konoplje. Čini se takođe da kombinovanje ulja od konoplje i većine ostalih prirodnih lekova ide vrlo dobro. Rik Simpson je dobio nekoliko pisama od ljudi koji su probali da uzimaju ulje zajedno sa farmaceutskim lekovima i koji su iskusili bol u stomaku i slično. Svi njihovi problemi su nestali kad su prestali da uzimaju - propisane lekove."

****

Hm, šta kažete na ovo? Ja sam na ivici da nekako nabavim rasad i zasejem konoplju na mom imanju u Babama... nedavno je bio slučaj u Hrvatskoj, kada je otac, da bi izlečio sina, zasadio I gajio konoplju, zarad pravljenja lekovitog ulja. Uhapšen je, ali je sin ozdravio....

Da li ćete i dalje reagovati brutalno kad primetite da vam dete puši vutru? Ja hoću. Unošenje kanabisa pušenjem nije dobro ni za mozak ni za pluća. No, u Srbiji postoji na tržištu hladno ceđeno konopljino ulje, koje je možda manje lekovito od kanabisovog ulja, ali je i dalje svakako, vrlo dragoceno kao izvor vitamina, minerala i dobrih masnoća. Za sada, držite se vi ovog , dostupnog nam, konopljinog ulja. I krenimo da potpisujemo peticiju za ukidanje zabrane na gajenje kanabisa!

Laneno ulje

Nezdrava mast može prouzrokovati tumore, a zdrava mast ih rastvara – napisala je dr Johana Budvig, nemačka biohemičarka i ekspert za masti i ulja, u svojoj knjizi "Laneno ulje kao prava pomoć protiv artritisa, srčanog infarkta, kancera i drugih oboljenja." Svakog dana se otkriva iznenađujuće veliki broj veza između fatalnih bolesti i metabolizma masti. Čvrste masti, koje nisu rastvorljive u vodi i ne mogu se povezati sa proteinima, nisu više u mogućnosti da cirkulišu kroz prefinjene kanale kapilara. Krv se zgušnjava i nastaju problemi sa cirkulacijom. Jedina supstanca koja ima karakteristike kancerogene ćelije jeste izolovana mast. Kada živa tkiva odbace neku masnoću, telo mast izoluje i nastaje težak problem, zato što se ovakve masti odlažu na mesta gde se pod normalnim uslovima nikad ne bi našle – smatra dr Budvig.

Masnoće su neophodne našem organizmu jer se njihovim razlaganjem oslobađa velika količina energije. Osim toga, povoljno deluju na rast, obnavljanje ćelija, funkcionisanje mozga i nerava, imuni sistem. Njihovo pozitivno dejstvo, međutim, ispoljava se samo ako se uzimaju prirodne masti i to ne u prekomernim količinama, jer mogu da dovedu do gojaznosti i oboljenja kardiovaskularnog sistema.

Dr Johana Budvig je rođena u Nemačkoj 1908. godine, a umrla je u Frojdenštatu 2003, u svojoj 94. godini. Studirala je farmaceutsku hemiju i fiziku i doktorirala u obe discipline. Od početka Drugog svetskog rata rukovodila je vojnom bolnicom sa 5.000 kreveta, a 1949. godine vratila se u Minster, u novoosnovani Nemački institut za istraživanje masnoća (Deutsches Institut für Fettforschung).

Pošto u to vreme nije postojao način da se iz krvi testiraju lipidi, Johana Budvig je upotrebila radioaktivne izotope joda i kobalta u hromatografiji na papiru i uspela da analizira masti. Svojim otkrićem omogućila je svetskoj nauci merenje masnoća do jednog mikrograma. Prva je shvatila biohemijsku važnost esencijalnih masnih kiselina u procesu disanja (biološkoj oksidaciji) žive ćelije.

Tokom pola veka uspešne pomoći hiljadama ljudi obolelim od raznih, pa i malignih bolesti, dr Budvig je svoje iskustvo pretočila u brojne knjige i brošure, između ostalih: SMRT TUMORA, DIJETETSKI

KUVAR SA BILJNIM PROTEINIMA, RAK: PROBLEM I REŠENJE, OSLOBOĐENI KANCERA: VODIČ ZA NEŽNO, NETOKSIČNO ISCELJENJE, u kojima je ukazivala na ključni značaj korišćenja masnih kiselina i poražavajuće rezultate upotrebe pogrešnih masti u ishrani.

Zbog svojih stavova nemačka biohemičarka je došla na udar moćnika prehrambene industrije, pa je narednih četrdeset godina protiv njih vodila pravne bitke koje je uspela da dobije u svoju korist. Ipak, to ju je iscrpljivalo i onemogućavalo u njenom daljem istraživanju. Iako je bila sedam puta nominovana za Nobelovu nagradu od strane visokokvalifikovanih predlagača, nikada je nije i dobila.

Kada je pod pritiskom industrije morala da napusti Institut, počela je da studira medicinu 1955. godine (kada je već imala 47 godina!), ali nije diplomirala, jer ju je majka deteta obolelog od sarkoma zamolila da pomogne u izlečenju. Tada je bila optužena da po bolnici traži pacijente i odvlači ih od ustaljene prakse lečenja, što naravno studentu medicine nije dozvoljeno, pa je zbog pritiska napustila studije.

Kasnije je ipak lečila i savetovala pacijente koji su joj se obraćali za pomoć. Najveći paradoks ležao je u tome što je najviše pacijenata dolazilo iz lekarske struke, od onih koji su je najviše napadali.

Gospođa Budvig je razvila i takozvana ELDI ulja (električno izdiferencirana ulja) koja su kombinacija lanenog ulja, ulja pšeničnih klica i eteričnih ulja. Ta se ulja primenjuju utrljavanjem u kožu ili stavljanjem obloga, kako bi se poboljšao efekat uljno-proteinske ishrane i pomoglo u lečenju kožnih bolesti. Pokazalo se da takvi oblozi pomažu i obolelima od artritisa.

- Uspela sam da dokažem da su proteinske supstance nađene u domaćem nemasnom siru u mogućnosti da biološki visoko nezasićeno laneno ulje rastvaraju u vodi – otkrila je jednom prilikom dr Johana.

Ulje semena lana sadrži velike količine omega 3 esencijalne linoleinske masne kiseline, koja pomaže u obnavljanju membrane svake ćelije (kancerogene se zakače na membranu nezdravih ćelija).

Iz knjiga dr Budvig sam saznala i ovo: laneno ulje, kao i konopljino i druga hladno ceđena lekovita ulja, treba uzimati sa proteinima, jer jedino tako se oni vezuju za naše ćelije. Ona preporučuje kašiku lanenog ulja sa mladim sirom ili jogurtom, ja predlažem bademovo mleko, konopljino mleko, graškovo mleko, jer su to sve belančevine, a nema razlike između biljnih i životinjskih proteina. Ako vam je ipak lakše sa standardnim jogurtom ili mladim sirom, gledajte da to bude kozji sir i kozji jogurt, pogotovo ako se lanenim uljem lečite od kancerogenih bolesti, jer koza je jedina životinja koja ne dobija kancer. A zašto? Jer jede sremuš, divlji beli luk! Mislim da je bolje da jedemo ono što jede koza, nego samo da se oslonimo na kozje proizvode, pogotovo što su bezobrazno skupi....

Ulje od kikirikija

Veoma je aromatično, pa ne treba preterivati s količinom. Obiluje folnom kiselinom, koja omogućava bržu regeneraciju ćelija, ali i linolnom kiselinom, vitaminom E i kalijumom, koji smanjuju rizik od nastanka kardiovaskularnih bolesti. U originalnoj ambalaži čuva se do godinu dana, a kada se otvori, rok trajanja se skraćuje na, maksimalno, šest meseci.

Susamovo ulje

Pogodno je za pripremu raznih jela, ali se zbog jakog ukusa najčešće meša sa suncokretovim uljem. Odličan je izvor nezasićenih masnih kiselina, vitamina E, kalcijuma, fosfora i antioksidanata koji čuvaju kosti i zube, ali i stimulišu rad jetre. Susamovo ulje bogato je i gvožđem i sadrži visok procenat svih esencijalnih aminokiselina, naročito metionina. Metionin se ne sintetiše u organizmu, već se unosi putem hrane.

Kada sam započela rad u svojoj školi zdravlja u selu Babe, preko puta Kosmaja, došla mi je jedna mama sa detetom od koga su još na rođenju lekari digli ruke i čak joj savetovali da ga ostavi da umre a da rodi drugo dete. Medicina ga je upropastila sa inkubatorom, oštetivši mu oko, a i kasnije su njihove zastrašujuće prognoze unosile program smrti u duše njegovih bližnjih. Ali dečačić je rastao i razvijao se uprkos tim mračnim prognozama, ali ostao sitan, nežan, vrlo krhke građe. Sa hranom je mrljavio, a od sirovog gotovo ništa ga nije privlačilo. Onda sam ga zbog jakog sunca, namazala uljem od susama i rekla, " Ne mora sve da se jede na usta. Može i koža da se hrani susamovim uljem, koje dopire do kostiju i hrani te kalcijumom. " Namučenom dečaku se ova ideja jako dopala, da ne mora da jede na usta... toliko se bio opustio da je, naravno, počeo da proba i jede sa slašću sve što sam u radionici sirove hrane tog dana pravila. Mama nije mogla da dođe k sebi, govoreći, pa on ovoliko prirodnih vitamina nije uneo u sebe od kad se rodio... A sve je počelo sa – susamovim uljem.

Ulje od maka

Jeste li znali da je mak bogat izvor ugljenih hidrata i samim tim dobar izvor energije? A da li znate da je mak najveći izvor kalcijuma od svih namirnica koje se koriste u uobičajenoj ishrani? E pa, vreme je da saznate... I pored raširenog mišljenja da zrno maka ima opojnu moć, oformljeno seme maka zapravo ne ostvaruje ovaj efekat, već tečnost koja se nalazi u pupoljku. Osim konzumiranja maka u sirovom obliku, on se može jesti i pržen, a pasta iz semena se može koristiti kao oblog za ublažavanje oticanja i bolova u zglobovima. Da vas podsetim, mak sadrži i kalcijum, magnezijum, cink i jod, minerale koji pogoduju navedenim pozitivnim efektima. Mleveni prah od maka se još od davnina koristi za lečenje nesanice, ali i sprečavanje proliva.

Ulje maka je bogato linolenskom (omega-6 masna kiselina), ali i oleinskom kiselinom, za koju se veruje da može da spreči nastajanje raka dojke. Mak sadrži 45 do 50 procenata nezasićenih esencijalnih masnih kiselina.

Konzumiranje pola kašike ulja od maka može da ublaži simptome astme i kašalj, a semenke su korisne i u lečenju nervnih poremećaja.

Ulje maka danas sadrže i razni kozmetički preparati, u obliku balzama, ali se koristi i kao ulje za masažu.

Ranije su sportisti uzimali mešavinu maka i meda kako bi sebi osigurali dobro zdravlje i snagu. Zašto ne biste i vi?

Kakao puter

Sirovi kakao puter je bogat vitaminima, mineralima, vlaknima i esencijelnim kiselinama; daje dugotrajan osećaj sitosti i idealan je za upotrebu kod osoba koje žele da smršaju. Gotovo da ne sadrži kofein i nema nepovoljno dejstvo na nivo šećera u krvi kao ostali porizvodi koji sadrže kofein; sadrži velike količine magnezijuma (hrana najbogatija na svetu magnezijumom) što daje energiju, čini nas aktivnim i povećava koncentraciju. Dalje, sadrži: gvožđe, antioksidante, hrom, anandamide (koji nam daje ocećaj sreće i podiže raspoloženje), teobromine, mangan, cink, bakar, vitamine C, omega-6 masne kiseline, tritofan, serotonin, i još mnogo toga dobrog za naš organizam.

Sirovi kakao puter miriše na čokoladu, bele je boje, tvrd na nižim temperaturama a tečan na višim, baš kao I kokosovo ulje. Pravi se od čistog kakaoa najvišeg kvaliteta i potpuno je bez svih oblika gljivica, kvasca i ostalih toksičkih sastojaka kao regularni prženi, kupovni kakao, što prouzrokuje nervozu i opterećuje nadbubrežnu žlezdu.

- Kakao puter pomaže stvaranje kosmičke svesti i uvećava epifizu sto čini da se osećamo zadovoljnim. Ono što je bitno, ne sadrži mlečne prerađevine ni gluten. Podesan je za sirovu ishranu, odličan je za negu kože, kao i za sunčanje.

Sirovi kakao puter se može upotrebljavati u kašastim sokovima, orahovom mleku, sokovima i ostalim sirovim poslasticama.

Dnevno se može koristiti 1-6 kašičica ovog kakaoa. Koristi se za povećanje libida, kao afrodizijak, povećava koncetraciju i povišava nivo energije u organizmu.

Sirovi kakao buter se drugim imenom zove - teobromin ulje. Kakao za preradu uzgaja se u regionima oko Ekvadora i nije pomešan sa kakaom iz drugih regiona kako bi se sačuvala čistoća. Sirovi kakao je jedan od najboljih superfood proizvoda iz prirode zato što sadrži velike količine minerala i unikatni alhemijski sastav hranjivih sastojaka.

U tradicionalnoj kineskoj i ajurvedskoj medicini se kakao mnogo koristi naročito za poboljšanje rada srca, bubrega i slezine.

Sirovi kakao ima osvežavajuci efekat (hladi organizam) ukolko se ne uzima u velikim količinama.

Posle čitanja onog zastrašujućeg naučnog rada na temu braon napitaka, evo i par razumnih preporuka. Postoji mogućnost zatvora i mučnine, uglavnom pri uzimanju velikih doza kakao praha i jer kakao sadrži teobromin, teofilin i kofein koji imaju stimulišuće dejstvo. Zato se preporučuje da trudnice, žene doilje i osobe sa anksioznim poremećajima umereno koriste kakao.

Ukoliko patite od povišenog šećera u krvi - diabetisa, proliva, pormećaja rada creva, migrene ili tahiaritmije, (poremećaj rada srca) budite obazrivi sa konzumiranjem kakaoa. Najbolje male količine i to ne svakog dana. Ukoliko treba da se operišete prekinite upotrebu kakaoa najmanje dve nedelje pre operacije zato što kakao može da utiče na krvnu slku.

Ulje od suncokreta

Mnogi se pitaju - šta traži ovo ulje na spisku zdravih ulja? Jednostavno, iako je rafinisano suncokretovo ulje prilično nezdravo, ova namirnica u nerafinisanom obliku, dobijena hladnim ceđenjem, predstavlja veoma dobar izbor! Nerafinisano suncokretovo ulje je bogato zdravim, nezasićenim masnim kiselinama. Mnogi makrobiotičari ga preporučuju kao ulje za redovnu upotrebu, jer je dobijeno od biljke koja raste na našem podneblju, a izuzetno je pogodno za salate.

Kokosovo ulje

Većina medicinskih radnika veruje da su srčana oboljenja posledica ishrane i stila života. Zato, ako jedete ispravnu hranu, možete da sprečite srčani napad. U tom pogledu, izgleda da je kokos, a posebno kokosovo ulje, efikasno oružje protiv srčanih oboljenja.

Epidemiološke studije (proučavanja populacije) pokazala su da populacije širom sveta koje konzumiraju kokos imaju značajan imunitet na srčana oboljenja. Taj imunitet nije genetski, već je povezan sa ishranom.

Uprkos velikoj količini zasićenih masti u ishrani tih ostrvljana, nivoi njihovog holesterola bili su mnogo manji nego što bi se očekivalo. Koristeći jednačinu, koja izračunava nivoe holesterola kao funkciju unosa prehrambenih masti, bili su predviđeni nivoi holesterola. Ali, nivoi holesterola kod ovih ostrvljana bili su u proseku za 76mg/dl niži od predviđenih vrednosti - što je ogromna razlika.

Kokos igra glavnu ulogu u ishrani naroda Južnopacifičkih ostrva Papue i Nove Gvineje. Što se tiče drugih ostrvskih populacija, tamo su ljudi jeli kokos generacijama, a da nije izvešteno ni o jednom slučaju srčanog napada. Da kokosovo ulje doprinosi srčanim oboljenjima, kako su mnogi navedeni da veruju, ti narodi bi bili desetkovani srčanim napadima i moždanim udarima, pa ipak su srčana oboljenja bila potpuno nepoznata do 1964. kada je izvešteno o prvom slučaju. Kako je ta zemlja postajala sve više pozapadnjačena, konzumiranje kokosa je opalo, a učestalost srčanih oboljenja se povećala. Svi ti slučajevi su bili ograničeni na velike gradske oblasti, gde su prehrambene navike postale kao na Zapadu.

Kokosovo ulje spada u najzdravija i najsvestranija ulja za ishranu na svetu. Sa svojim prirodnim ukusom i aromom kokosa izuzetno je za pripremu hrane i dodavanje u salate.

Kokosovo ulje je stabilna, zdrava zasićena masnoća koje nema trans-masnih kiselina. Sadrži srednjelančane masne kiseline, kao što je laurinska, koje imaju kraće lance od većine masti koje su u upotrebi za ishranu. Novija istraživanja pokazuju da srednjelančane masti ne opterećuju žuč (nije potrebna za njihovu razgradnju), ne cirkulišu u krvotoku (transportuju se iz creva direktno u jetru), imaju antivirusno i antibakterijsko dejstvo i ne doprinose povišavanju holesterola u krvi. Kokosovo ulje pomaže da se održi normalan nivo holesterola u krvi. Odlično je za dijete sa malom količinom ugljenih hidrata. Može da se koristi umesto putera, za slatkiše sirove, voćne šejkove te salatne obroke.

Ulje od pšeničnih klica

Po nekim istraživanjima, ovo ulje je najbogatije vitaminom E od svih ulja. Značajno je i to što u sebi sadrži u većim količinama oktakosanol - supstancu za koju su naučnici uvereni da poboljšava izdržljivost i fizičku spremnost organizma. Zbog svega ovoga preporučuje se posebno sportistima i ljudima koji teško fizički rade. Ne treba ga nikad koristiti za genocidno prženje, već pomalo, preko salate. Čuva se na hladnom i tamnom mestu, najviše par meseci, jer vrlo lako propada.

Arganovo ulje

Bersko hladno ceđeno ekstra devičansko arganovo ulje je lekovito ulje iz biološki čiste pokrajine Maroko, tako piše na skupoj, egzotičnoj flašici koju sam nabavila u jednoj apoteci u Banjoj Luci. Stablo arganije, jedna je od retkih vrsta drveća koja raste samo u jugozapadnom delu Maroka. To sveto drvo visoko od 7-10 metara zbog svojih izuzetnih osobina smatra se pravim marokanskim čudom. Dobro podnosi sušu i visoke temperature do 500 C. Njegov životni vek je od 150-200 godina. Ako izumre, nakon 7 godina može ponovo oživeti i zato simbolizuje strpljivost i izdržljivost. Zbog snažnog korenskog sistema sprečava erozije, pospešuje plodnost tla i usporava širenje pustinje. Od njegovih plodova se hladnim ceđenjem dobija arganovo ulje – pravo «tečno zlato» sa 1001 lekovitim dejstvom.

Još su, kažu, Feničani trgovali marokanskim arganovim uljem. U međunarodnim dokumentima stablo arganije prvi put spominje poznati egipatski lekar Ali Ibn Radouane i to u XI veku kada je trgovina medicinskim preparatima imala svetovni karakter.

1867. godine prva marokanska delegacija učestvovala je na međunarodnom sajmu u Parizu. Među odabranim proizvodima koji su bili predstavljeni na prvom mestu su bili arganovi plodovi koji su, među tadašnjim posetiocima sajma, pobudili veliko interesovanje i divljenje.

1998. godine UNESCO je stablo arganije proglasilo svetskom baštinom čovečanstva.

2001. godine domaće ustanove i strani partneri organizovali su prvi festival posvećen argani. Na njemu je doneseno više odluka kao što su dugoročni razvoj nerazvijenih berberskih pokrajina zaštita sredine i zaštita stabla argana.

Arganovo ulje se još uvek dobija na tradicionalan način. Proizvodnju ulja isključivo vrše zadruge žena kojima je to način postizanja emancipacije i samostalnosti. Proces dobijanja je dugotrajan i težak i zahteva šesnaestočasovni ručni rad, jer nakon berbe oraščići se razbijaju kamenom, melju a dobijena pasta ručno gnječi kako bi se dobilo ulje. Za jednu litru ulja potrebno je približno 40 kg svežih plodova.

Berberi u Maroku koriste arganovo ulje u svakodnevnoj ishrani i tradicionalnom lečenju. Kako u domaćoj kuhinji tako i u restoranu uz birana jela arganovo ulje predstavlja vrlo bogati dodatak ukusa i vitamina.

Nazivaju ga «drvo života» jer deluje blagotvorno na zdravlje, zaštitu kože, za ekceme, prevenciju strija tokom trudnoće. Mazanje tela uljem je i deo drevne ayurvedske indijske terapije lečenjem koja telu daje energiju i poboljšava opšte stanje organizma. Masaža arganovim uljem mora biti blaga a pomaže kod mršavljenja, poboljšava čvrstoću kože i relaksira leđa, koža lepo upija arganovo ulje i ne ostavlja masne tragove. Jedno je od najznačajnijih ulja za podmlađivanje kože a uz to leči i razne kožne bolesti. Visoki sadržaj vitamina E (dva puta više nego u maslinovom ulju) deluje kao snažan antioksidant. Vitamin E je značajan takođe za razvoj i održavanje funkcije nervnog sistema i mišića. Arganovo ulje sadrži više od 80 % jednostruko i višestruko nezasićenih masnih kiselina koje blagotvorno deluju na reumatske i kardiovaskularne bolesti, neutrališe slobodne radikale, štiti vezivna tkiva, podstiču delovanje kiseonika.

Visoki procenat linoleinske kiseline pomaže pri regulaisanju holesterola u krvi. Istraživanja su pokazala kako 16 grama (dve velike kašike) arganovog ulja pokrivaju dnevne potrebe za esencijalnom linoleinskom kiselinom.

Znam da če vas odbiti cena ovog skupocenog I retkog ulja. Ali samo ga pomirišite. Zaljubićete se u njegov snažni miris nekog dobrog egzotičnog jela, a dve kapi ulja na licu, zameniće sve naduvane kremove I firmirane pomade za negu kože....

Ulje crnog kima (ćurakot)

Kim je samonikla biljka, mada se u poslednje vreme sve više gaji u vrtovima i na njivama. Pre svega spada u začinske biljke, međutim ima višestruka lekovita svojstva, pogotovo crni kim .

Crni kim prirodno raste u istočnim i toplim zemljama, naročito u Egiptu, Siriji i Indiji. Postoje zapisi u kojima se jasno može videti da je veoma često korišćen u staroj egipatskoj medicini. Egipatski faraoni upotrebljavali su ga kao začin za jela i za lečenje mnogih bolesti, upala, alergija, poremećaja metabolizma, zastoja mokraće, protiv depresije. Interesantan je podatak da je jedna boca ulja crnog kima pronađena u grobnici faraona Tutankamona.

Istočni narodi su za crni kim govorili da leči sve bolesti, osim smrti! Čak i Biblija spominje crni kim kao sastavni deo hleba, koji otklanja nadutost, leči bolesti pluća, stomaka i žuticu.

Kim jača želudac, podstiče varenje hrane, proizvodnju hormona, izbacivanje mokraće. Pozitivno deluje na bolesti pluća, kožna oboljenja, teškoće izazvane astmom. Umiruje bronhije, alergijsku astmu, kašalj, ojačava imunitet, povećava proizvodnju antitela. Sprečava pojavu raka, jer podstiče proizvodnju odbrambenih ćelija, zdrave ćelije štiti od oštećenja, uništava ćelije tumora.

Kada su žene u pitanju umiruje grčeve materice, pospešuje menstruaciju, olakšava bolove prilikom porođaja i sam porođaj, dok ženama za vreme dojenja obezbeđuje mleko.

Naročito dobre rezultate pokazuje kod lečenja dece obolele od bronhitisa, astme, raznih alergija i atipičnog ekcema.

Najznačajniji proizvod crnog kima je ulje, koje u sebi sebi sadrži stotinjak aktivnih supstanci. Dobija se od zrelih semenki, hladnim ceđenjem. Ovo ulje sadrži nigelon koji širi bronhije i opušta mišić i timohinon koji snižava holesterol, podstče lučenje žui i olaksašva varenje hrane. Pored toga ulje crnog kima leči bolesti plua, bronhijalnu astmu, migrenu, sprecčava opadanje kose i gojaznost. Takođe ima i antibakterijsko dejstvo.

Kada se duže vreme koristi otklanja simptome reumatizma, dijabetesa, težih upala i povišenog pritiska. Zato bi oboleli od ovakvih bolesti trebali konzumirati hranu oplemenjenu uljem ove biljke, u periodu od pola godine. Ukoliko se u tom periodu vodi i zdrav način života moguće je osloboditi se simptoma bolesti, a nekada i bolesti u celini. Sve od vas zavisi.

Ulje crnog kima preporučuje se kao dodatak salatama i za prelivanje već gotove hrane. Termička obrada bi ga ubila. Ukusno je, mirišljavo, dobro je i za inhalaciju. Za lečenje bolesti ulje treba uzimati po 25 kapi tri puta na dan, a zdrave osobe svega 25 kapi dnevno. Ja uzimam kašičicu

Evo i par starinskih ali efikasnih recepata:

Čaj od crnog kima, protiv bronhitisa i kašlja

Jednu veliku kašiku crnog kima, jednu malu kašiku kamilice i pola male kašike anisa umešati u šolju tople vode. Ostaviti da odstoji 10 minuta, procediti, zasladiti medom i piti nekoliko puta dnevno.

Sirup protiv astme

Jednu malu kašiku usitnjenog crnog kima, dva izdrobljena čena belog luka i dve kašike meda, pomešati. Svakoga jutra na prazan stomak uzeti po jednu malu kašiku sirupa u periodu od tri nedelje.

Žitarice:

pšenica
raž
ječam
kinoa
konoplja
lan
kukuruz

O nekim žitaricama sa ove liste već je dosta detaljno ispričano na predhodnim stranicama, ali evo par reči o onima koje još nisam pominjala:

Pšenica

Pšenica je kažu, najvažnija i najrasprostranjenija žitarica na svetu. Najbolje je uzimati pšenicu od celog zrna, kod koje obradom nije uklonjena klica ni omotač, pa su u potpunosti sačuvani vitamini, minerali i fitonutrijenti. Pšenicu od celog zrna zovemo integralnm pšenicom.

Evo nekih brojki, dobijenih kao rezultat velikog istraživanja u Americi, na temu prednosti celog zrna u odnosu na prerađene žitarice: studija koja je obuhvatila 74 000 žena od 38 do 63 godine kroz razdoblje od 12 godina, ustanovila je da žene koje jedu hranu od celovitih, integralnih žitarica imaju manju težinu od onih koje jedu rafinirane proizvode. Rafinirane žitarice i hrana proizvedena od njih (beli hleb, kolači, testo i pirinač), povezani su ne samo sa povišenom telesnom težinom nego i sa povećanim rizikom razvijanja otpornosti na insulin što može da dovede do šećerne bolesti tipa 2 i metaboličkog sindroma koji upućuje na mogućnost oboljenja od kardio vaskularnih bolesti.

Hrana bogata netopljivim dijetalnim vlaknima kao što je celo zrno pšenice pomaže u smanjenju žučnih kamenaca. Nerastvorljiva vlakna ubrzavaju prolaz hrane kroz probavni kanal, smanjuju lučenje žučnih kiselina (prevelike količine doprinose rastu kamenaca), povećavaju osetljivost insulina i snižavaju trigliceride (masti u krvi). Pšenične su mekinje bogate dijetalnim vlaknima, koje imaju laksativno delovanje te se često preporučuju obolelima od upale debelog creva. Ishrana bogata dijetalnim vlaknima takođe smanjuje rizik od pojave raka dojke.

Istraživanje Američkog institute za istraživanje raka, (American Institute for Cancer Research - AICR) pokazalo je da žitarice od celog zrna sadrže mnoge vrlo snažne fitonutrijente, kao što su fenoli čija aktivnost za sada nije dovoljno istražena, jer su u žitaricama vezani uz membrane ćelija i oslobađaju se u crevima gde se dalje apsorbuju. Manji broj studija pokazuje da je antioksidativna aktivnost fenola integralnih žitarica vrlo slična onoj u voću i povrću.

Mulitifunkcionalni antioksidanti kao što su tokotrienol, selen, fenolna kiselina, u pšenici se nalaze u obliku koji im omogućava brzo otpuštanje pa su dostupni u crevima tokom dužeg vremena.

Antioksidanti štite organizam od štetnog delovanja slobodnih radikala. Obrok sa integralnim žitaricama 6 puta nedeljno preporučuje se ženama u menopauzi koje imaju visok holesterol, krvni pritisak ili ostale znake kardio vaskularnih bolesti. Studija objavljena u American Heart Journal pokazuje da se na taj način usporava razvoj ateroskleroze i usporava sužavanje arterija. Veze nezasićenih masnih kiselina, oligosaharidi, biljni steroli i stanoli i saponini iz pšenice takođe pomažu u smanjivanju rizika od srčanih bolesti.

Međunarodna studija o alergijama i astmi kod dece ističe da povećano uzmianje integralnih žitarica može da smanji rizik od dečje astme za 50%.

Celo zrno pšenice je dobar izvor fitoestrogena, sastojka koji utiče na nivo holesterola, elastičnost krvnih sudova, metabolizam kostiju i druge metaboličke procese.

Integralne žitarice sadrže i lignane - fitonutrijente koji deluju kao hormoni. Zauzmu mesto na receptoru hormona i aktivno štite od raka. Samo su mekinje pšenice pokazale delovanje koje sprečava rak debelog creva. Zaštitno deluju tako što smanjuju koncentraciju žučnih kiselina i bakterijskih enzima u stolici za koje se smatra da izazivaju rak debelog creva. Sastav antioksidanata u mekinjama 20 puta je veći nego u belom brašnu. A svi znamo da je belo brašno jedno od tri bele smrti, uz beli šećer i belu kuhinjsku so.

Klica je deo jezgra zrna pšenice, bogata je vitaminima i mineralima. Ima veliku količinu dobrih masti i vitamina E, antioksidanta koji štiti klicu da ne užegne. Na sličan način vitamin E deluje i u našem organizmu štiteći ćelijske membrane, ćelije mozga i molekule kao što je holesterol, od čuvenih štetnih radikala.

Konoplja

Konoplja ili canabis sativa je zaista jedan od najkorisnijih Božjih darova u biljnom carstvu. Seme (koje je izvor bogatog ulja), stabljika i,naravno, cveće, imaju brojne osobine od kojih ljudi mogu da imaju i razne koristi. Seme konoplje je, nutricionistički, najkompletniji izvor hrane na Zemlji.

Ni jedan drugi izvor hrane ne snabdeva nas sa tolikom količinom belančevina u tako lako varljivom obliku, niti poseduje esencijalna ulja

u tako savršenom odnosu. Jedna biljka može da proizvede litru semenki, što je 55 miliona semenki po hektaru! Ove semenke ne sadrže THC (tetrahidrokanabinol), što znači da se od njih nećete naduvati.
Ono što ove divne semenke sadrže jeste:
22.5% proteina
30% masti
5.7% vode
5.9% pepela
503 kalorija / 100g
35.8% ugljenih hidrata
vitamina A, B1, B2, B3, B6, C, D, E,
Najveća količina esencijalnih masnih i amino-kiselina nađen u bilo kom dosad poznatom izvoru hrane - to je srž konopljine tajne. Esencijalne masne kiseline su organška jedinjenja od vitalnog značaja za organizam, posebno za aktivnost očiju i mozga. One su odgovorne i za sjaj vaše kose i kože. Telo ne može da napravi samo ove kiseline, pa mora da ih dobija kroz hranu. Gel koji se koristi recimo za održavanje dredova u kosi sadrži ulje iz semena konoplje da bi dredovima dao ono što im je neophodno da ostanu zdravi i jaki. Esencijalne masne kiseline pomažu održavanje kose u zdravom stanju, što je posebno značajno za starije dredove koji mogu da postanu suvi i krti, ili prosto – mrtvi.

Ulje semena konoplje je jedno od malih čuda prirode. Od stabljike može da se napravi praktično bilo šta, od najjačeg konopca, preko vrlo trajnog i visokokvalitetnog papira do građevinskih materijala (beton, grede, farba, izolacije itd.).

Ekologija bi bila na dobitku ako bi se marihuana koristila u industriji na svega nekoliko načina. A ovo je poruka svima koji pokušavaju da prošire dobar glas o ovoj divnoj biljci, kao i onima koji pokušavaju da spasu ono što je ostalo od ove naše jadne, zloupotrebljavane planete.

Seme konoplje vrlo je bogat izvor proteina i ulja. Tokom istorije ljudi su uzgajali marihuanu zbog njenog semena pa su je jeli kao zobenu kašu (isto tako, semenkama konoplje hrane se ptice).

Semenke konoplje ne sadrže materije koje mogu da štetno deluju na vaš organizam. Belančevine u semenu vrlo su slične belančevinama u ljudskoj krvi. Kao dodatak hrani, konopljino ulje smanjuje rizik od srčanih bolesti.

I konačno, biljka ne proizvodi toliko proteina kao soja, ali protein koji se nalazi u semenkama, kvalitetniji je od onog u soji.

Raž

Pored pšenice, raž je najvažnija žitarica. Smatra se da potiče iz Turske ili Avganistana, gde još uvek raste u divljini, a dugo je bila smatrana korovom i stočnom hranom. Po morfološkoj građi i biološkim svojstvima najsličnija je pšenici. A kako nema zaštitni spoljni sloj, baš kao ni pšenica, raž može da se koristi sirov, bez ikakve prerade.

Sirova zrna raži u 100 g sadrže: 11 g vode, 70 g ugljenih hidrata, 15 g belančevina i 2,5 g masti. Energetska vrednost iznosi 335 kcal / 1400 kJ u 100 g.

Raž je dakle i sjajan izvor prehrambenih vlakana. Od minerala odličan je izvor mangana (2,7 mg, što čini 100% od preporučene dnevne količine - PDK), selena (35,3 µg, što čini 66% PDK), fosfora (374 mg, što čini 47% PDK), magnezijuma (121 mg, što čini 40% PDK), cinka (3,7 mg, što čini 37% PDK), a dobar je izvor kalijuma (264 mg, što čini 13,2% PDK).

Kao i ostale žitarice, bogata je vitaminima B kompleksa: odličan je izvor pantotenske kiseline (1,5 mg, što čini 29% PDK), niacina (4,3 mg, što čini 27% PDK), tiamina (0,3 mg, što čini 26% PDK), dobar je izvor riboflavina (0,3 mg, što čini 19% PDK) i B6 (0,3 mg, što čini 17% preporučene dnevne količine).

Raž je odličan izvor mangana, minerala koji učestvuje u procesima metabolizma i sintezi masnih kiselina neophodnih za održavanje zdravog nervnog sistema. Mangan je ključni sastojak enzima koji štiti od štetnog delovanja radikala. Pomaže telu da iskoristi nekoliko ključnih nutrijenata, Na primer, vitamin B (biotin, tiamin), vitamin C i kolin. Održava čvrstinu i zdravlje kostiju, normalan krvni pritisak, kao i optimalan rad štitne žlezde.

Magnezijum ima ulogu u opuštanju živaca i mišića a istovremeno održava dobru cirkulaciju krvi. Magnezijum u kostima je deo minerala, a ostalo se nalazi na površini kostiju. Sa kalcijumom osigurava tonus mišića i nervnog sistema.

Ražene klice lako se vare, a zbog bogatog sadržaja vitamina i minerala preporučuju se anemičnim osobama, rekonvalescentima i deci.

Ječam

Ječam je žitarica iz porodice trava i zauzima peto mesto u svetskoj proizvodnji žitarica.

Ova moćna žitarica potiče iz Etiopije i jugoistočne Azije gde se uzgajala pre 10 000 godina. Upotrebljavao se ječam za ishranu ljudi i životinja, ali i za proizvodnju alkoholnih pića. Prvi recept za ječmeno vino potiče iz Vavilona, 2800 godina pre Hrista. Isto tako ječmena se voda već od davnina upotrebljavala za lečenje raznih tegoba.

U doba antičke Grčke ječam je bio osnovni sastojak u pripremi hleba, kao i vrlo važna namirnica u ishrani sportista, kojoj su davali važnost kao izvoru sportske snage. I rimski sportisti su cenili i upotrebljavali ječam, kao i gladijatori koje su zvali hordearii, što znači "oni koji jedu ječam".

Ječam je bio posebno cenjen i u drevnoj Kini, kao simbol muške zrelosti.

Danas su najveći svetski proizvođači ječma Kanada, Sjedinjene Američke Države, Rusija, Nemačka, Francuska i Španija. Na žalost, polovina ječma se gaji za ishranu stoke, a druga polovina za pivo. Ječmena trava, koju sami možete da uzgajate, samo kada bi našli netretirano seme ječma, je izuzetno lekovita i skupocena u prodavnicama, pod imenom zelena magma.

Prosečan hemijski sastav ječma sličan je hemijskom sastavu ostalih žitarica; računato na 100 g sveže namirnice iznosi: voda 9,4 g; proteini 12,5 g; masti 2,3 g; ugljeni hidrati 73,5 g i vlakna 17,3 g. U oljuštenom zrnu ječma te su vrednosti nešto promenjene - procenat proteina i masti se smanjuje, a povećava se procenat ugljenih hidrata..

Ječam je bogat mineralima: kalijumom, fosforom, magnezijumom, gvožđem, manganom, cinkom, selenom i dr. Kao i većina ostalih žitarica, sadrži velike količine vitamina B grupe i malo manje količine ostalih vitamina (vitamin A, E i K).

Od vitamina posebno se ističe delovanje pantotenske kiseline koja je preko potrebna za metabolizam ugljenih hidrata, masti i belančevina. Taj vitamin ulazi u strukturu koenzima A koji je zadužen za oslobađanje energije iz ugljenih hidrata, te igra važnu ulogu u metabolizmu masti, zbog čega ječam i ima onaj poznati učinak zagrevanja.

Ječam je dobar izvor kalijuma (13% od preporučene dnevne doze na 100 g) te odličan izvor vlakana (69% od PDK na 100 g), proteina (25% od PDK na 100 g), mangana (95% od PDK na 100 g), selena (69% od PDK na 100 g), fosfora (38% od PDK na 100 g), magnezijuma (36% od PDK na 100 g), cinka (29% od PDK na 100 g),gvožđa (28% od PDK na 100 g), tiamina (57% od PDK na 100 g), niacina (31% od PDK na 100 g), vitamina B6 (25% od PDK na 100 g) i riboflavina (24% od PDK na 100 g).

Ječam se najviše koristi kao sirovina u proizvodnji piva i viskija, dok je u ljudskoj ishrani ova vredna namirnica tragično zanemarena.

Holandski naučnici nedavno su otkrili da ječam sadrži i do 35 posto nezasićenih masnih kiselina koje smanjuju holesterol u krvi, što nije slučaj ni sa jednom drugom žitaricom.

Ječam ima veliki deo hranljivih vlakana, zbog čega pospešuje probavu i održava povoljnu ravnotežu crevne mikroflore.

Kinoa

Ili kvinoja, je bezglutenska žitarica koja reguliše probavu i štiti srce. Kinou, tu drevnu južnoameričku biljku - nazivaju još i majkom žitarica.

Još pre 5000 godina ova biljka se gajila na području Perua, Čilea i Argentine. Uz kukuruz, bila je jedna od dve osnovne prehrambene namirnice u carstvu Inka.

Peru i Bolivija su danas najveći proizvođači kinoe, iako se ova biljka uzgaja i u SAD-u, Indiji, Japanu, ali i u nekim afričkim i evropskim zemljama. Kinoa je vrlo otporna biljka, seme joj liči na proso, a klica se brzinom munje.

Organizacija za hranu i poljoprivredu Ujedinjenih nacija proglasila je 2013. godinu „međunarodnom godinom kinoe", sa ciljem skretanja svetske pažnje na ovu važnu namirnicu.

Interesantno je još da znate, da iako se kinoa smatra žitaricom, ona je zapravo pseudožitarica, srodna cvekli i spanaću! Njeno lišće ima vrednost zelenog lisnatog povrća pa može da se jede kao recimo, blitva ili zelje.

Kinoa ima visok nivo belančevina i smatra se izuzetnim izvorom svih esencijalnih aminokiselina. I to nije sve: aminokiselina lizin, koja je inače vrlo neuobičajena za žitarice, omogućava brži rast i regeneraciju tkiva. A tu su nezaobilazne čudotvorne Omega-3 i omega-6 masne kiseline koje sprečavaju kardiovaskularne bolesti!

Kinoa je jak antioksidant, zahvaljujući impozantnoj količini vitamina E, uz minerale mangan i bakar. Za malo da zaboravim pozamašnu količinu magnezijuma i riboflavina (vitamina B2) koji, ako niste znali, pomaže u borbi sa migrenama.

Osim B2, kinoa sadrži i ostale B-vitamine, a dobar je izvor i fosfora, kalijuma i cinka. Izuzetno bogata gvožđem, kinoa zadovoljava gotovo polovinu preporučenog dnevnog unosa ovog minerala.

Da zaključim, kinoa je idealna za regulisanje probave, jer sadrži mnogo netopljivih vlakana koja pospešuju pražnjenje creva i štite od bolesti debelog creva.rastvorljiva vlakna smanjuju rizik od pojave žučnih kamenaca, snižavaju trigliceride i štite od raka dojke, želuca i creva. Redovnom konzumacijom integralnih žitarica smanjuje se i rizik od pojave dijabetesa tipa 2.

Kinoa ima niski glikemički indeks i ne povećava nivo šećera u krvi, zbog čega je posebno pogodna za dijabetičare. Ne sadrži gluten i ne izaziva alergijske reakcije, zbog čega je pogodna za ishranu alergičara i beba. Može da se priprema kao kašica deci starijoj od sedam meseci.

Zbog visokoproteinskog sastava kinoa je za vegetarijance, vegane i sirovnjake, idealna zamena za meso.

Kukuruz

Kukuruz nije čudo prirode, već do dana današenjg nerešena misterija genetskog inženjeringa drevnih naroda Južne Amerike. Ne postoji divlji kukuruz u prirodi. Kukuruz su napravile, uzgojile i unapredile Maje, što je za neke krunski dokaz o poseti vanzemaljaca planeti Zemlji, pre više hiljada godina. Evropljani kad su ugledali kukuruz bili su zatečeni, zbunjeni. A onda je ovo istinsko zlato stiglo i do nas. Nekada je kukuruz ishranjivao stanovnike Južne Amerike. Danas se, kao i sve ostalo, 80 procenata kukuruza gaji za stočnu hranu, a samo 20 posto za ljudsku ishranu. Zločin.

Kukuruz je sladak zbog velikog procenta ugljenih hidrata. Tu su i dobre masti, proteini, a od minerala, kalcijum, fosfor, kalijum i malo natrijuma. Kukuruz je bogat i vitaminima – vitamin A (karotin ,) vitamin B1,B2,B6, kao i visok nivo vitamin C. Kukuruz šećerac se zamrzava bez blanširanja, tako da je odmrznut, spreman za upotrebu.

I ako nemate ništa u kući za jelo, jedan paket smrznutog kukuruza šećerca će vas održati u životu, mnogo bolje, kvalitetnije i duže nego pola hleba i parizer.....

Mahunarke:

kikiriki
bob
sočivo
naut
pasulj
japanski pasulj
crna soja
grašak
boranija
kakao
rogač

Kikiriki

Iako bi ga mnogi svrstali u orašaste plodove, botanički gledano, kikiriki pripada porodici mahunarki zajedno s graškom, sočivom, pasuljem i drugima. Još jedna zanimljivost je i ta da se cvetovi biljke razvijaju iznad zemlje, a zatim se zbog svoje težine savijaju prema zemlji i ulaze u nju gde se dalje razvijaju i sazrevaju mahune kikirikija. Svetlosmeđa ljuska s vertikalnim linijama sadrži dva ili tri zrna kikirikija. Svako ovalno zrno sastoji se od dve polovine koje su prekrivene crveno-smeđom tankom kožicom. U jugoistočnoj Aziji kikiriki se upotrebljava u pripremi satay sosa, a na Zapadu na žalost, prepečen i slan, kao grickalica.

Kikiriki potiče iz Južne Amerike i poznat je već više od 1000 godina. Imao je važnu ulogu u ishrani Asteka i drugih indijanskih plemena Južne Amerike i Meksika. Španci i Portugalci su ga preneli na afrički kontinent, a kasnije se proširio na celi svet. Najveći komercijalni proizvođači kikirikija danas su Indija, Kina, Nigerija, Indonezija i SAD.

Energetska vrednost 100 g sirovog kikirikija iznosi 567 kcal / 2374 kJ, od toga sadrži 49,2% masti, 25,8% proteina i 16,1% ugljenih hidrata.

Kikiriki sadrži obilje raznolikih minerala, bakar (1,1 mg što čini 110% od PDK – preporučena dnevna doza), mangan (1,9 mg što čini 96,5% od PDK), fosfor (376 mg što čini 53,7% od PDK), magnezijum (168 mg što čini 44,8% od PDK), kalijum (705 mg što čini 35,3% od PDK), cink (3,3 mg što čini 33% od PDK), gvožđe (4,6 mg što čini 32,7% od PDK), selen (7,2 mg što čini 13% od PDK), kalcijum (92 mg što čini 11,5% od PDK) i kolin (52,5 mg, za sada nema preporuka).

Od vitamina kikiriki sadrži tiamin, riboflavin, niacin, pantotensku kiselinu , vitamin B6, folnu kiselinu, vitamin E. Kikiriki u 100 g sadrži 8,5 g dijetalnih vlakana i 220 mg fitosterola.

Ako vam se čini da nije pametno uživati u prženom i slanom kikirikiju ili puteru od kikirikija jer nije zdrav, u pravu ste. Ali sirovi kikiriki, puter od sirovog kikirikija, sosovi i krekeri.... To je već druga priča. Kikiriki je uvek zdrav, ali ga mi uništavamo solju i prženjem i pečenjem. Ovaj na izgled skromni plod krije fascinantna i iznenađujuća lekovita svojstva. Zato me zaista izluđuje kada mi kažu :"pečeni kikiriki je ukusniji". Ukusna je ubitačna so i miris pečenja, što deluje na naše receptore ukusa, ali to je isti argument kao kada bi mi neko rekao, rakija je ukusnija od soka od borovnice....van pameti.

Naučno je dokazano da kikirikijem obogaćena ishrana može da smanji procenat oboljenja od kardiovaskularnih bolesti za čak 21%. Zašto je to tako? Kikiriki je naime dobar izvor pozitivnih mononezasićenih masti (na primer oleinske, koja se nalazi i u maslinovom ulju), sadrži vitamin E, vitamine B kompleksa, mineral mangan i dijetalna vlakna. Kikiriki je i izvor resveratrola, zanimljivog fitonutrijenta koji ima antioksidativna, antimikrobna i antigljivična svojstva I neophodan je za ishranu očiju. Možda ste čuli da se nalazi u crvenom grožđu ili crvenom vinu, naučnici smatraju da je on odgovoran za tzv. francuski paradoks, a to je - ishrana s velikim udelom masti, a niži rizik od kardiovaskularnih oboljenja nego bilo gde drugde u svetu.

Naučni rad objavljen u British Journal of Nutrition ispitao je podatke četiri epidemiološke studije o povezanosti konzumacije orašastih plodova i kikirikija i zdravlja kardiovaskularnog sistema gde su otkriveni fascinantni podaci. Osobe koje su uzimale orašaste plodove i kikiriki bar četiri puta nedeljno imale su za 37% manji rizik od oboljenja kardiovaskularnog sistema u poređenju s onima koji retko jedu tu hranu, a jedan obrok više smanjuje rizik za dodatnih 8,3%! Najjednostavnija primena kikirikija je da ga posipate kao dodatak mešanim salatama, sirovim krem čorbama od povrća i dodajete raznim sirovim sosovima.

Jeste li znali da kikiriki sadrži količinu antioksidanata podjednak ili čak veći od nekih vrsta voća? Zanimljivo je da kikiriki ima podjednak udeo antioksidanata kao i jagode i kupine, a bogatiji je antioksidantima od jabuke, šargarepe ili cvekle!. Ispitivanje objavljeno u naučnom časopisu Food Chemistry sprovedeno na Univerzitetu u Floridi pokazuje da kikiriki ima visoko učešće antioksidanta kumarinske kiseline. Zahvaljujući većem sadržaju fitonutrijenata i dijetalnih vlakana smatra se da kikiriki može da zaštiti organizam od pojave raka debelog creva, što potvrđuju studije objavljene u Nutrition and Cancer i World Journal of Gastroenterology. Rezultati pokazuju da dva obroka kikirikija nedeljno smanjuju rizik od raka debelog creva za 58% kod žena i 27% kod muškaraca. Kako bismo smanjili rizik od pojave raka, predlažem ukusni snack sa sirovim kikiriki puterom na krekeru od klica integralnih žitarica. Za ručak, salatu začinite mlevenim kikirikijem, sa uljem od susama i malo karija...

Dokazi studije objavljene u Journal of Neurology, Neurosurgery and Psychiatry pokazuje da se redovnim uzimanjem hrane bogatom niacinom, a to je i kikiriki, može da zaštiti od Alchajmerove bolesti i gubitka pamćenja koji dolazi sa starošću. Podaci prikupljeni tokom 20 godina od 80.000 žena pokazuju da oko 30 g orašastih plodova, kikirikija ili kikiriki putera nedeljno smanjuje rizik od pojave žučnih kamenaca za 25%. Kikiriki se često izbegava zbog velikog broja kalorija. Međutim, u naučnom časopisu Debljina (Obesity) objavljeno je da osobe koje jedu orašaste plodove i kikiriki najmanje dva puta nedeljno imaju mnogo manju šansu za gojenje od onih koje gotovo nikad ne jedu tu hranu.

Bob

Bob se od davnina koristi u ishrani mediteranskih zemalja, zbog svog odličnog nutritivnog sastava i jedinstvenog ukusa. Biljka naraste u visinu između 0,5 i 1,7 m. Ima dugačke zelene listove i bele cvetove. Tri do osam zrna boba sazreva u mahuni prosečne veličine 5-10 cm.

Bob ima i vrlo zanimljivu istoriju, na primer treba istaći da su ga stari Grci i Rimljani koristili u državne svrhe, kad god je bila potreba za glasanjem, beli bob je značio da, a crni ne. Osim toga otkriveno je i da su ga za 1. maj tradicionalno jeli s kozjim sirom tokom dnevnih izleta u Kampanju.

Energetska vrednost 100 g svežeg boba iznosi 88 kcal / 370 kJ, od toga sadrži 17,6% ugljenih hidrata, 8% proteina i 0,7% masti.

Bob sadrži raznolike minerale: bakar, mangan, fosfor, magnezijum, kalijum, cink, gvožđe, selen i kalcijum . Od vitamina u nešto manjim količinama bob sadrži vitamin C, tiamin, riboflavin, niacin, pantotensku kiselinu, vitamin B6, folnu kiselinu i vitamin A.

Uz to, u njemu je još i beta karotin i fitosterol.

Bob je u ishrani kao i ostale mahunarke izvor vitamina B kompleksa, dijetalnih vlakana, proteina i gvožđa. U kombinaciji sa žitaricama, orašastim plodovima ili semenkama čini odličan sastav biljnih proteina.

Zahvaljujući visokom učešću dijetalnih vlakana ima lekovito delovanje na zdravlje celog organizma. Konzumiranjem hrane bogatom dijetalnim vlaknima može da se smanji nivo holesterola u krvi, a na taj način i rizik od kardiovaskularnih bolesti. Dijetalna vlakna mogu da pomognu kod regulisanja probave, daju osećaj sitosti što pozitivno deluje na gubitak težine, povoljno deluje na mikrofloru u crevima što opet jača imunološki sistem. Bob se preporučuje i dijabetičarima jer dijetalna vlakna prave ravnotežu u nivou glukoze u krvi što se povezuje sa smanjenjem rizika od pojave dijabetesa tipa 2.

Ono što bob izdvaja među namirnicama je to da sadrži vrlo zanimljivu L-DOPA aminokiselinu. Ova aminokiselina se koristi kao lek za obolele od Parkinsonove bolesti. L-DOPA utiče na povećanje nivoa neurotransmitera dopamina koji sudeluje u važnim moždanim funkcijama kao što su spavanje, raspoloženje, učenje, ponašanje i slično. Konzumiranjem oko 250 g boba značajno se povećava nivo L-DOPA aminokiseline.

Neki izvori ističu da je bob i jedna od namirnica s vrlo bogatim sadržajem prirodnog hormona estrogena, zato ga mnogi koriste kod hormonalnih problema.

Ipak, meni najbolja priča vezana za bob je njegov uticaj na našu istoriju. Do srednjeg veka, nekih hiljadu godina, evropsko stanovništvo se jako sporo povećavalo a onda se desilo čudo. Počelo je duboko oranje i sadnja boba i sočiva, namirnica za koje smo rekli da su bogate vitaminima B kompleksa. Smanjila se smrtnost dece, i stanovništvo Evrope se utrostručilo za sto godina! Posledica je bila velika migracija stanovništva, krčenje šuma i ratovi oko zemlje. Zapravo, cela srednjevekovna istorija, sa krstaškim ratovima i konačno renesansom koja je neminovno usledila, posledica su prelaska čoveka sa ishrane pšenicom na ishranu bobom i sočivom.... i zašto se to ne uči u školama?

Sočivo

Iako se sočivo u Evropi gajilo davno pre pasulja i ima veću primenu od njega, ipak ga je pasulj sa otkrićem Amerike, potisnuo u drugi plan.

U poređenju s pasuljem, sočivo se brže kuva, bogatije je belančevinama i ugljenim hidratima, ne zaostaje u vitaminima i mineralima, energetska vrednost mu je neznatno manja, a mnogi ga smatraju ukusnijim od pasulja. Ipak, kuvan, teže se vari, i to je glavni razlog što se ne koristi tako često. Ali klija izuzetno brzo pa su njegove klice blagodet za crevnu floru.

Sočivo je mahunarka koja potiče iz zapadne Azije, odakle je doneta u Sredozemlje. Danas imamo dve glavne grupe različitih sorti sočiva: makrosočivo, gaji se uglavnom u Sredozemlju i u Americi, i mikrosočivo, mnogo manjih semenki, obično narandžaste ili crvene boje, a raste uglavnom u Indiji i na Bliskom istoku.

Sočivo je veoma praktično za upotrebu, lako se priprema i odličan je izvor mnogih hranljivih materija. Ova mahunarka je poznata kao namirnica bogata energijom, i to najverovatnije zbog visoke koncentracije vitamina B pomešanog sa ugljenim hidratima. Ta kombinacija čini sočivo idealnom namirnicom za fizički aktivne osobe. Ugljeni hidrati iz sočiva se postepeno otpuštaju u krv posle obroka, zahvaljujući svom složenom sastavu i prisutnim vlaknima, tako da se čovek i nekoliko sati posle obroka još oseća snažnim. To je posebno važno za osobe koje povremeno imaju napade hipoglikemije. Sočivo je bogato i mnogim mineralima, naročito gvožđem. Što se tiče belančevina, sadrži velike količine lizina koji nedostaje žitaricama, a siromašno je metioninom, triptofanom i cisteinom, kojima one obiluju. Zato je veoma dobro kombinovati sočivo sa različitim žikgtaricama u istom obroku, čime dobijamo odličan, sveukupan i uravnotežen sastav amino-kiselina.

Mi sirovnjaci znamo da se sočivo može i klijati, što je veoma jednostavno kod te mahunarke, a time raste količina vitamina C, kao i vitamina B grupe u njoj. Klice sočiva možete spremati u raznim jelima, u čorbama ili gulašima, a možete ih jesti i sirove, u salatama i sendvičima. Ove klice su svežeg i punog ukusa, karakterističnog za sve mahunarke. Bogate su mineralima, enzimima, vitaminima i antioksidantima.

Naut

Naut-sirova leblebija, mahunarka je koja sadrži fitohemikalije poznate kao saponini, koji mogu da deluju kao antioksidansi. Poznat je kao dobar izvor belančevina i folata (vitamina B), vitamina B6, vitamina C i cinka. Rastvorljiva biljna vlakna koja sadrži pomažu izbacivanju toksina iz organizma putem stolice. Veliki broj vegeterijanaca ga koristi kao zamenu za meso, a od njega se može načiniti dosta ukusnih jela, posebno orijentalni specijalitet poznat kao humus. Ishrana bogata nautom može pomoći da se snizi nivo holesterola u krvi.

Japanski pasulj

Azuki je sitan, kompaktan crveni pasulj veoma cenjen na Dalekom istoku kako zbog velike hranljive vrednosti, tako i zbog lekovitih svojstava.

Slađi je od ostalih mahunarki. Bogat je magnezijumim, kalijumom, gvožđem, cinkom, bakrom, kao i vitaminima B kompleksa. Pošto sadrži visok nivo kalijuma (a vrlo malo natrijuma), ishrana sa puno azukija može poslužiti kao prirodni diuretik, a time pomoći i u regulaciji krvnog pritiska. Povoljno utiče na probleme sa urogenitalnim traktom, pankreasom, a poboljšava i cirkulaciju.

Kao i većina mahunarki, azuki je bogat rastvorljivim vlaknima. Ta vlakna pomažu eliminaciju toksina i holesterola iz tela, tako što ih vezuju za sebe.

U Japanu su lekovita svojstva azuki pasulja odavno poznata i on se koristi da potpomogne funkcionisanje bubrega i mokraćne bešike. Odlično i lako se klica.

Crna soja

Crna soja je veoma lekovita zbog svoje crne boje. Donosi olakšanje kod astme i kašlja, te poboljšava rad organa reproduktivnog sistema kod muškaraca i žena. Upotrebljava se i za čišćenje tela od životinjskih otrova dobijenih jedenjem velike količine mesa, jaja i ribe.

Njen sok prolepšava i pročišćava glas. U Japanu majke kuvaju crnu soju deci pre muzičkih testova i vežbi u pevanju.

Kada tražite, nađite organsku crnu soju u prodavnicama zdrave hrane, i nju potopite u vodi nekoliko sati ili tokom noći. U klijalici izvanredno brzo klija. Od nje se takođe pravi fantastično mleko.

Grašak

Grašak je jednogodišnja zeljasta biljka iz porodice mahunarki, velike je hranjive vrednosti i kao ratarska kultura ubraja se u grupu zrnatih mahunarki.

Čovek za hranu nije upotrebljavao divlji samonikli grašak, iako se najstarija nalazišta graška javljaju još u neolitu. Grašak je pronađen u starogrčkim grobovima 6000 godina pre Hrista, a u južnoj Rusiji u 5000 godina starim arheološkim slojevima. U Evropu je grašak stigao početkom srednjeg veka u vreme velikih seoba. Evropljani su u 17. veku rado pripremali svoja omiljena jela od graška.

Grašak se danas gaji gotovo u celom svetu, a najviše u Rusiji, Kini, Indiji i SAD-u, odnosno, dobro uspeva u krajevima sa prohladnom i vlažnom klimom. To je biljka koja je jako ekonomična jer daje relativno visoke prinose, a može se jednostavno konzervisati i upravo zato upotrebljavati cele godine.

Zamrznuti grašak ima sačuvana sva svojstva i sve dragocenosti u sebi tako da je on osnova mojih salatnih obroka. Znam da sam nekada mrzela kuvani grašak, odnosno, nikada nisam uspevala da ga skuvam kako treba. Bio bi neukusan bez dodatka šećera, zaprške, brašna, začina....a onda sam otkrila zamrznuti svež grašak, fantastične boje, o ukusu da ne govorim. Samo ga otopim I začinim maslinovim uljem i limunovim sokom... zamrzavanje razbija ćelijsku opnu graška pa on omekša. To se isto dešava I sa kukuruzom šećercem. Zato nema nikakve potrebe, da ne kažem da je zločin blanširati ih pre zamrzavanja ili kuvati posle.

Grašak spada u mahunarke, dakle ono moćno povrće s najbogatijim hranjivim materijama, a bogat je izvor ugljenih hidrata (14,46 %) i vlakana oblika galaktana, glukuronske kiseline, fruktoze, glukoze i drugih veza. Visok sadržaj proteina (5,42 % u 100 grama) ima zahvaljujući kvržicama u korenu u kojima se nalaze bakterije koje vezuju azot iz vazduha i pretvaraju ga u vredne aminokiseline, a potom u belančevine. Uz proteine i ugljene hidrate,treba da spomenem i masti i lecitin, materije tako važne za nervni sistem. Za vreme klijanja graška razvijaju se vitamini C i E. Klice graška su odličan izvor vitamina C (50% preporučenog dnevnog unosa), ali ga u osušenim plodovima ima samo u tragovima. Vitamina A ima takođe u tragovima. Grašak je i odličan izvor tiamina-B1 u suvim plodovima, a dobar izvor riboflavina-B2 i niacina-B3, koji učestvuju u razmeni ugljenih hidrata, proteina i masti.

Važno je da grašak uključite u svakodnevnu ishranu ako često osećate umor jer njegovi nutrijenti održavaju energiju u ćelijama organizma.

Grašak je pronađen u starogrčkim grobovima 6000 godina prije Hrista, a u južnoj Rusiji u 5000 godina starim arheološkim slojevima. Održava zdravlje kostiju i kardio vaskularnog sistema jer je izvrstan izvor vitamina K (24 % preporučenog dnevnog unosa), koji aktivira osteokalcin koji pomaže ugradnji kalcijuma u kosti i održava normalno zgrušavanje krvi. Dobar je izvor folne kiseline i vitamina B6. Ovi nutrijenti sprečavaju nakupljanje homocisteina koji opet, narušava vezivanje kolagena u kostima, što može da prouzrokuje osteoporozu, a pridonosi i aterosklerozi.

Grašak takođe osigurava nutrijente koji pomažu u prevenciji od raka, na primer, vitamin C, koji deluje kao antioksidans. Vitamin C štiti DNA od oštećenja, pomaže organizmu u borbi sa prljavim i otrovnim materijama iz okoline, pojačava imunološke funkcije i inhibira kancerogene materije u telu. Betakaroten, provitamin vitamina A, koga ima u grašku, takođe pomaže u prevenciji raznih vrsta raka i srčanih bolesti.

Grašak je dobar izvor gvožđa (10 % preporučenog dnevnog unosa), koje je potrebno za izgradnju čelija u krvi, a čiji nedostatak izaziva anemiju, umor i oslabljeni imunološki sistem.

Ljuska sadrži teško varljive materije kao što su vlakna i pektini, zato je najbolje zamrznuti ga i onda odmrznutog jesti, jer zamrzavanje razbija celulozu. Ja sam i sušila grašak, a onda ga samlela i taj prah koristila kao neku vrstu ili zamenu za parmezan.... ova vlakna su bitna u sprečavanju raka debelog creva.

U narodnoj medicini brašno graška se koristi za lečenje osipa i čireva, u obliku vlažnih i toplih kašastih obloga.

Kakao

TEOBROMA KAKAO, voće bogova, 1753.g. tako ga je nazvao švedski naučnik Lineus.

Sezona čokolade je cele godine. On stalno cveta i stalno donosi plodove....kad male mušice opraše kakao, iz svakog cveta posle 5 meseci naraste ogroman plod. Svaki plod ima od 20 do 50 semenki veličine badema. To je sirova čokolada. Voli vlagu, kiselo tlo, senku, temperature iznad 18 stepeni, može da se gaji u kući, a za tri, četiri godine, doneće vam i plod....

Kada je Kortez upoznao Asteke i došao u grad Tehnohtiltan, današnji Meksiko siti, sa tada već preko million stanovnika, dakle, najveći grad na svetu i tada i sada, Korteza je zaprepastilo, da u kovcezima nisu bili zlatni novčići, zlato su Asteci koristili kao dekoraciju, već semenke kakaoa. To je bio novac. U carskoj riznici bilo je milijardu semenki kakaoa!

Asteci su zvali kakao jolotl ectli, SRČANA KRV. Kakao pospešuje kardiovaskularni sistem, otvara srce, vraća nas osećanjima, umesto samo razmišljanju, i povezuje nas sa intuicijom...

Ali, kako smo ga kuvanjem uspeli da uništimo, još uvek ljudi ne znaju sav potencijal sirove, izvorne čokolade:

Kakao ima najveću koncentraciju antioksidanata na svetu, jači je od crvenog vina, borovnica, asai bobica, nara, i godži bobica zajedno.

Magnezijum, za srce, mozak, creva, opušta mišiće, ublažava menstrualne tegobe, jača kosti i povećava alkalnost organizma.

Ako niste znali, 80 posto ljudi na svetu ima manjak magnezijuma. Otuda umor, srčane smetnje, depresija....

Na 28 grama kakao praha, a to su dve kašike, ide 314 procenata preporučene dnevne doze gvožđa po čoveku....

Dalje, u njemu su hrom, mangan, cink, bakar, Omega 6 kiseline, i ANANDAMIN – endorfin koji ljudsko telo proizvodi recimo posle vežbanja. Samo jedna biljka na svetu sadrži ANANDAMIN – kakao. I još, sadrži osnovnu amino kiselinu TRIPTOFAN, koji je važan za našu proizvodnju serotonina, koji nam opet služi kao pravi štit protiv stresa. Triptofan se na žaklost, uništava kuvanjem. Kad se povećava nivo serotonina u nama, svet može da se ruši oko nas, a mi se i dalje dobro osećamo.... Proizvodnja serotonina i endorfina, garantujem, prestaje na nekih pet metara od ulaza u bolnice....ja zato ne idem na preglede.

Ali, zbog prisustva kofeina, ne preterujte sa sirovim kakaom, jer se setite one studije o braon napicima. Ako je kakao zlato, onda ga i koristite kao zlato – u posebnim situacijama, kao male lančiće a ne kao kajle na grudima.... Zato vam darujem recept za moju čokoladu Volkanu (ime je dao moj dugogodišnji saradnik, Dejan Savić, mag na perkusijama, kongama i afričkom džembetu)...

VOLKANA

4 šolje bademovog mleka
2 kašike kakao praha
1 kašika peruanske make
1 kašičica cimeta
2 kašike kakao putera
1 kašika indijskih sirovih oraha
2 kašike meda
1 kašika konopljinog semena
1 kašika suvih godži bobica
Parče đumbira ili ljute papričice
Pola štapića vanile

Sve to smućkati u blenderu i voila!
Ovo piće služilo se u restoranu Nachos u ulici Strahinjića Banja, za dan zaljubljenih. Rezultat očekujem za koji mesec, kada prođe 9 meseci od događaja....

Rogač

Reč je o voćki koja doživi i preko 200 godina i koja u odnosu na ostale voćne vrste može da dostigne zaista gigantske razmere. Tako je rogačevo drvo obično visoko 5-10 metara, ponegde i 20 m, a odlikuje ga snažna okruglasta krošnja. Stablo za 18 godina može da naraste i do 80 cm u obimu. Cvetanje rogača počinje u avgustu, dok još nisu obrani plodovi tekuće godine, a završava u novembru. Plodovi dozrevaju 11 meseci, dakle sve do iduće jeseni, pa se na stablu istovremeno mogu da vide i cvetovi i plodovi. A plod je kod rogača blago savijena mahuna, duga oko 20-tak cm. U mahuni se nalazi 10 do 13 tvrdih ovalnih tamnih semenki, uklopljenih u svetlosmeđu sunđerastu pulpu. Mahune rogača vrlo su hranjiva i zdrava namirnica.

Tako 100 grama mlevenog rogača sadrži samo 11 posto vlage, 4,5 posto proteina, 1,5 posto masti, 80 posto ugljenih hidrata (saharoza, glukoza, fruktoza, maltoza). Od minerala sadrži i dosta kalcijuma, kao i fosfora. Prisutna je i značajna količina tanina i pektina. Semenke sadrže i dosta proteina (60 posto), masti s oleinskom, linolenskom i palmitinskom kiselinom. A rogač se najčešće koristi kao brašno koje se dobija mlevenjem suvih mahuna. U starija vremena rogačevo brašno se mešalo s pšeničnim te bi tako nastajao izvrstan hleb dok su pomorci na svojim dugim putovanjima uvek bili snabdeveni sa njegovim suvim mahunama. One nisu lako kvarljiva roba, pa su mogle dugo da koriste kao dragocen izvor ugljenih hidrata i belančevina. Pored toga, biblijske priče nam navode istinite podatke kako je Jovan Krstitelj u pustinji preživeo upravo zahvaljujući rogaču pa se, iz zahvalnosti, on u Nemačkoj i danas kupuje pod nazivom Johanisbrot (Jovanov hleb). A u novije vrijeme rogač se itekako dobro može iskoristiti za po-šumljavanje krševitih, sušnih i vrlo erozivnih terena, uz to je vrlo dekorativan pa obogaćuje hortikulturni pejzaž a zanimljiv je i za pčele jer predstavlja vrlo dobru medonosnu biljku. Kada nam je poznato da jedno stablo može dati rod i od 150 kg postavlja se pitanje zašto rogač u našim toplijim krajevima uopšte i ne pokušavamo da gajimo!

Arapska reč quirat u prevodu znači rogačeva semenka i iz nje je nastala reč karat - mera za dragocene metale. Naime, rogačeve semenke su u dalekoj prošlosti bile prve merne jedinice u razmeni roba na Istoku kada je jedna rogačeva semenka označavala vrednost jednog karata.

ZAČINSKE BILJKE

LAVANDA
MASLAČAK
KOPRIVA
BOSILJAK
ĐUMBIR
KURKUMA
KORIJANDER
ORIGANO
MATIČNJAK
PAPRIČICA
BIBER

Šta daje ukus jelima? Kako od bljutavog živog mesa nastane moćni tartar biftek? Šta je potpis svakog kuvara? Njegovi začini.... Začini menjaju raspoloženja, uspaljuju krv, deluju afrodizijački, začini od jedne šargarepe čine francusko, indijsko, tajlandsko, englesko jelo.... A svi začini su nam dati od biljaka, u živom ili sušenom stanju...

Ima ih na stotine. Podjednako su i lekoviti. Bila bi potrebna još jedna knjiga samo da nabrajam lekovita svojstva na stotine začina koji postoje u svetu. Ali hajde da ovde spomenem samo neke, meni drage i posebne...

BELI LUK

Kinezi ga pominju još pre 5000 godina, a onda je preko srednje Azije, stigao u Egipat. Graditelji piramida ne bi uspeli da završe piramide da nisu jeli beli luk svakoga dana. Od starih Grka, Pitagora se kleo u beli luk. Rimljani, Tibetanci, Indijci, posebno Arapi su ga cenili. Univerzalno sredstvo za borbu protiv vampira, veštica, kuge. Činjenica jeste da je to najsvestraniji lek iz prirode, antiseptik, antibiotik, jača otpornost, poboljšava stanje krvnih sudova, reguliše probavu. Gruja ga stavlja i u voćne sokove.... Ja još nisam toliko ekstremna, ali ga koristim svaki dan u sosovima i salatnim obrocima.

BIBER

Biljka penjačica, koja može da dostigne visinu i do 10 metara. Rodom iz jugozapadne Indije, potpuno je opčinio ceo svet. U Renesansi su samo bogataši mogli sebi da priušte po zrno bibera i da ga čuvaju kao malo vode na dlanu. Ako bi se zrno slučajno negde otkotrljalo, tražili bi ga kao zrno bisera. U rimsko doba, porez se naplaćivao u biberu, čak je i Rim plaćao danak u biberu strašnom Atili.... Deljenje profita od trgovine biberom bio je ključni momenat u izbijanju ratova u 17.om i 18.om veku. Biber uništava bakterije, dobar je kao stimulans, diuretik, digestiv i sredstvo protiv nadutosti. Moj otac je bio toliki ovisnik o biberu da je biber stavljao u sve, čak i u jogurt....

BOSILJAK

Šta bi sveta vodica bila da nema bosiljka u njoj? Još Indijci su verovali da je bosiljak sačinjen od božje esencije i posvećen je bio bogu Višnuu. Bosiljak je nađen na grobu Isusa Hrista. Na Haitiju je posvećen boginji ljubavi. U Meksiku ga nose u džepu da prizovu – novac. Devojke su ga držale u nedrima da mirišu. Antiseptik, odličan u aromaterapiji, bosiljku je mesto svuda – od voćnih šejkova, do sušenih krekera, slatkiša i salata....

CELER

Celerovim vencem je kićen pobednik u Nemejskim igrama u staroj Grčkoj, gde se veličala prva Heraklova pobeda – ubistvo nemejskog lava. List celera jača krv i organizam, ja ga stavljam u voćne šejkove i smutije. Ne kaže se džabe : "ko na srcu ima feler, neka jede celer"

CIMET

Poreklom iz Šri Lanke i Indije, zabeležen u kineskim botaničarskim knjigama još pre skoro 3000 godina, cimet je oduvek bio skup i cenjen kao zlato. Neron je na sahrani svoje žene naredio da se spali godišnja zaliha cimeta. U srednjem veku su ga obožavali krstaši. U kombinaciji sa medom, leči skoro sve, od upale grla, laringitisa, bronhitisa, do srčanih tegoba... dok sam u neznanju svom, pila i volela neskafu, samo sam je pila sa cimetom, ne znajući koliko tu cimet pomaže da se ublaže negativne posledice unošenja kofeina u organizam...

ČILI – LJUTA PAPRIČICA

Bolivija i Peru, sa Kolumbom. Njena ljutina je čista dezinfekcija i zato su sve istočnjačke kuhinje ljute, od Indije do Tajlanda. Ta ljutina deluje na kardio vaskularni sistem, ubrzava krvotok i čišćenje organizma.. kad se pomene ljuta papričica, odmah se setim moje majke, velike glumice Mirjane Kodžić koja je u trudnoći sa mnom gutala tegle i tegle feferona. Ja zato nisam volela ljuto sve do otkrića indijske i kineske hrane. Sada ljutu papričicu uvek imam u saksiji i ubacujem je i u voćne sokove a naročito u čokoladu, kao što su nekad, radili astečki ratnici...

ĐUMBIR

Kad ga upoznate, više ne možete bez njega. Slatkast i ljut, zdrav do bola, treba da je svuda zastupljen – od čajeva, limunadi, sokova, do slatkiša, čokolade, salata. Ono što je kod nas mirođija, to je đumbir u

Kini, Indiji, Americi, Africi, i od srednjeg veka u Evropi. Englezi ga stavljaju u pivo. U kući velikog brata, Dragutin Topić nije mogao da zamisli ni jedan moj kakao ili voćni sok – bez đumbira. To je bilo prvo što sam naručivala od hrane i pomno ga čuvala u koferu...

KORIJANDER

Sa nama je od kad je sveta i veka. Jevreji su korijander stavljali u kolače. Kinezi su verovali da daje besmrtnost. Rimljani su ga koristili kao konzervans. U srednjem veku bio je deo ljubavnih napitaka. U 18. Veku jedna od grickalica je bilo – žvakanje zašećerenih semenki korijandera. Jak je antiseptik. Mnogo ukusniji kad je u listićima žive biljke nego kao sušeno seme. Pomaže kod reumatizma, neuralgije, odlično deluje na nervni sistem.

KURKUMA – TURMERIK

Lek za sve, već 4000 godina. Zbog jake žute boje, osnovni je začin u kari mešavinama. Ubija stafilokoke, pospešuje probavu, u narodnoj medicini, ovim začinom leči se žutica, kao i žučni kamenac, a u Aziji ga stavljaju u šminku, za postizanje zlatnožutog tena...

LAVANDA

Manje je poznata kao začin, jer svi znaju da tera moljce i da se eterično lavandino ulje koristi u aromaterapiji. Ali da se jede? Da, jestiva je i prijatna. Divan je i med sa lavandom, i maslinovo ulje u koje je stavljena grančica lavande. Deluje umirujuće i opuštajuće.

MASLAČAK

Siroti korov koga ima svuda a kod koga je sve lekovito, upotrebljivo i jestivo – od korena, preko pupoljaka, cvetova, stabljike do zelenog lišća. Najbolji čistač jetre na svetu, ja ga stavljam kao obavezno zelenilo u jutarnjim voćnim šejkovima, umesto rukole u salati, meljem ga ili cedim pa zamrzavam u kockicama leda, tako da cele godine imam zelene kocke ledene maslačka, za jačanje organizma.

KOPRIVA

U mojoj bašti na domak Kosmaja, kad se kosi trava, sve može da se kosi osim koprive. Nju, popjut maslačka, leti skupljam, meljem, cedim sokove i zamrzavam bilo u kesama bilo kao sok u polulitarskim bocama. Zaustavlja krvarenje, odlična je za osobe koje su anemične. Blagotvorna je za bubrege i jetru. Beru se mladi izdanci i mlado lišće, a kopriva ne žari kad se sirova ubaci u blender. U predhodnom životu, kad sam kuvala i kuvarila, umesto klasične zeljanice, deci sam pravila zeljanicu od koprive. Kad mi je opala kosa, utrljavala sam koprivu u teme. Ali još uvek ne znam zašto neće grom u koprive....

OREGANO

Miris mora, Italije, Mediterana, to je oregano. Imala sam ga u svojoj bašti u Premanturi, na kraju Istre, u doba kad je to još uvek bila moja zemlja. Oros Ganos, "planinska radost", tako su ga zvali Grci. Mladence su kitili vencima oregana. Mrtvima su stavljali na grobove da im donese spokoj. Ulje je snažni antiseptik i bukvalno se koristi u kapima. Par kapi na vatici, eliminisaće recimo, zubobolju. Šta još reći, da, pica ne bi bila pica, bez oregana. Tačka. A sad, hvala bogu, možemo da jedemo i sirove pice koje ne padaju kao kamen na želudac. Viva Italia, viva oregano!

MATIČNJAK

Stigao nam je sa bliskog istoka, začinjavalo se njime sve, od salata, sosova, kiselog kupusa, do svinjetine i živinskog mesa. Naćićete ga u voćnim pudinzima, voćnim sokovima, čak i vinu. Ali travari znaju da matičnjak uklanja melanholiju, da je divan u aromatorepiji kao sredstvo protiv depresije. I zato, još jednu saksiju na sunce – saksiju matičnjaka!

Umesto nezdrave kuhinjske natrijumove soli:

himalajska so
jestivi kvasac
kalijumova so
celerova so
morska so
kamena so

HIMALAJSKA SO

Na vrhu Himalaja, pronađeni su fosili školjki i rakova. Vrh Himalaja je bilo dno pra okeana koje se zgužvalo i još se gužva, kako je Indija udarila u kopno Azije pre stotine I stotine miliona godina... Sastav mineralnih soli u Himalajskoj, kamenoj soli je identičan sastavu ljudskog organizma. Zato je ona predivna i za inhalaciju i za jela, za lampe, zidove, slane pećine...korišćenja himalajske soli su mnogobrojne i između ostalog uključuju:

-regulisanje količine tečnosti u organizmu
-regulisanje nivoa šećera u krvi
-apsorpciju hrane kroz crevni trakt
-pomoć pri čišćenju organizma od sluzi iz pluća
-deluje kao jak prirodni antihistaminik i pomaže pri čišćenju sinusa
-sprečava grčenje mišića
-učvršćuje kosti
-sprečava širenje vena
-stabilizuje nepravilne otkucaje srca

Himalajska so je dakle, nastala taloženjem morskih fosilnih ostataka preko 250 miliona godina. Ubrana sa dna primarnih okeana, u podnožju Himalaja, ova retka i dragocena so je vredna roba vekovima i dalje se vadi ručno iz rudnika, u skladu sa tradicijom, i bez upotrebe bilo kakvih mehaničkih uređaja ili eksplozivne tehnike. Nakon što je ručno ubrana, so se dalje ručno lomi, ručno pere i suši na suncu.

Himalajske slane cigle su ploče pravougaonog oblika, isklesane iz velikih Himalajskih stena i maju širok asortiman primene. Koriste se za izgradnju speleoterapijske kabine, slanih sauna, slanih soba ili pećina. Speleoterapijska kabina je soba čiji su podovi i zidovi izgrađeni od Himalajskih slanih cigli. Poznate i kao `belo zlato`, himalajske kristalne soli sadrži istih onih 84 prirodnih minerala i elemenata koji se nalaze u ljudskom telu, dok u celoj prirodi postoje 92 zdravstvena elementa. Himalajska so svemira i sunca ima zato najveći broj elemenata (uverite se i probajte). Ta so samo čeka na trenutak, da svoju prirodnu, uskladištenu energiju, svoj bio-fotonski sadržaj ispusti u vodu.

U kristalnoj soli elementi su tako mali, da ih naše ćelije sa lakoćom uvuku u sebe i prerade. Kristalna so se zbog svoje potpune izgradnje, iz geološkog pogleda zove halit, što dolazi od keltskog izraza "hall" - vibracija, i `lit", lux, lue, licht - svetlo, svetiljka. Boja, odnosno nijansa Himalajske kristalne soli zavisi od iskopa, pa tako ona može biti tamnija ili svetlija. Može varirati od bele boje, pa do tamno crvene, no svejedno radi se o čistoj Himalajskoj soli. U procesu ozdravljenja, čoveku su so savetovali pre više hiljada godina. U Starom Egiptu su iscelitelji savetovali upotrebu soli kod glavobolja i kožnih bolesti. Upotrebljava se takođe za čišćenje i negu kože. Sa njenim rastvorom možemo dezinfikovati rane i ublažiti ujed insekata, a za upalu mišića i bolove u kostima preporučuju se tople obloge. Koristi se i u higijeni usta, a pokazala se dobro kao i 100% prirodan dezodorans. Ako imate problema sa probavom, konzumiranje rastvora otklanja i to. Konzumiranje njenog rastvora izuzetno je dobro za rehidrataciju kod sportista, jer znojenjem gube veliku količinu vode.

Slana voda za piće je adekvatna za kontrolu krvnog pritska i eliminaciju otpada iz tela, kao što su bubrezi, ali i žučnih kamena i reumatskih bolesti. Balansira kožu i kiselost, iznutra i spolja. Redovno pijenje slane vode ima veliki učinak, pomaže u jačanju kostiju kao sredstvo za sprečavanje osteoporoze.

Stimuliše funkcionisanje creva i želuca i balansiranje metabolizama i varenje.Ona pomaže u smanjenju gasova u crevima i preventive protiv grčeva u mišićima i smanjivanje celulita. Rastvor takođe pomaže u očuvanju seksualne potencije i da se izbegnu problemi sa proširenim venama.

So za kupanje na nežan način uklanja toksine i kiseline iz tela. Na 1kg soli, dodati 100 litara vode što je približno isto kao i koncetracija soli u našem organizmu. Kupanje treba da traje 4 puta po 20 minuta sa pauzama po 15 minuta.

Za lečenje, treba da se pije fiziološki rastvor soli –jedna kašika himalajske soli ili grumen rastvori se u ¼ litre vode. Slanu vodu treba da pijemo pre doručka ili u toku dana pre obroka.

½ do 1 litru vode dodati 20-30gr himalajske soli - inhalirajte se 5 puta po7min ili koliko možete iždržati. .... Iako je nesumnjivo istina da skoro nema bolesti kod koje so ne bi mogla pomoći izlečenju i zalečenju, so nije lek, nego 100% prirodni dodatak sa izuzetnim sposobnostima koje su potrebne za funkcionisanje našeg organizma i koje potpomažu njegovu lekovitost, vitalnost, energiju,mora, sunca i živih bića koji nedostaju organizmu jer vraća ŽIVOTU - ŽIVOT.

Naučno je dokazano kod dece i odraslih, da kada imaju povišenu tempreaturu 37-39c organizam se bori protiv infekcije koje su unešene u telo, pa upotreba lekova nije potrebna jer organizam treba da se sam izbori sa napadom bakterija. Zato vam se preporučuje prirodna so koja se bori protiv infekcije i bakterija .

Evo par saveta: vrući oblozi - pamučnu tkaninu natopite u rastvoru soli i stavite na bolno mesto tela, so će prodreti u organizam, smanjiti bol i upalu. Videćete vrlo brzo promenu na bolje.

So je idealna i za čuvanje kao i čišćenje kože – ja odavno upotrebljavam najbolji mogući piling na svetu koji se sastoji od puno soli, malo limunovog soka i maslinovog ulja...

Piling maska je sjajna od blata i slane gline, za lečenje akni i začepljenje pora .

Topli oblozi od prirodne himalajske cigle 50-75 stepeni C pozitivno utiču na reumatcka,koštana,mišićna oboljenja.

Kada sledeći put krenete u kupovinu soli, potražite himalajsku i setite se:

* Da ona neutrališe kiseline otpada u organizmu
* Donosi kiseonik u sve ćelije tela i omogućava njihov rad
* štiti ćelije od propadanja i oštećenja,
* Čuva vaše kosti i zube da ostanu zdravi i jaki,
* vaš nervni sistem vraća u normalni oblik i on radi bez promene raspoloženja,
* Da vaše mišiće, uključujući i srčani mišić, neguje tako da oni rade bez grčeva.
* kad se dnevno unosi himalajska so 50 do100 mg, indeks telesne mase manji je za 8%.

Jelovnik – da ili ne

U redu, ubedili ste me. Toliko želite da vam dam predlog jelovnika, da ću to i učiniti. Ali, preklinjem vas, nemojte ga shvatiti kao zakon, pravilo, zatvorenu, čvrstu formu, shvatite ga samo kao inspiraciju i vi ga unapređujte, menjajte i osvajajte svakog dana. Jedite voćni obrok, salatni orbok, voćni obrok, salatni obrok. Razmaci između salatnog obroka i sledećeg voćnog neka budu bar tri sata. To su neka pravila, principi. Sve drugo je sloboda i kreacija. Probudite u sebi istraživača, eksperimentišite, istražujte, probajte, menjajte, unapređujte. Veličina porcije naravno zavisi od vas, ali nema potrebe da pređe pola kilograma čiste biljne hrane po obroku.

Kako će izgledati vaš voćni obrok?

Možete staviti svo voće na tanjir i jesti ga celog, ali ćete se vrlo brzo umoriti. Teško je pojesti tri pomorandže u tanjiru, ali sok od tri pomorandže se iskapi za čas. Zato je voćni obrok najefikasnije popiti u vidu gustog kašastog soka. U blenderu pomešajte nekoliko vrsta voćaka, sezonskih i zamrznutih (borovnice, maline, ribizle su zakon), i dodajte po nešto zeleno – šaku spanaća, list kelja, zelenu salatu, grančicu celera, lišće šargarepe, lišće cvekle, po koju korenastu biljku, šargarepu, celer ili cveklu, đumbir, nanu, što god poželite. Ali uvek neka vam osnova voćnog obroka budu banana i maline, ili šljive ili neka voćka dominantnog jakog ukusa, onda se ovi drugi, možda manje privlačni zeleni sastojci neće ni osetiti. Možete odednom da pripremite dva voćna obroka, tako da imate za kasnije. Voće, pogotovo ako je dinja, lubenica, šljiva, brzo fermentira i zato maksimalno od ujutru do uveče možete da odložite konzumaciju voćnog kašastog obroka.

Sat kasnije, ako ste gladni (a bićete u početku, dok vam se organizam ne navikne na novi režim ishrane) napravite sirovi kakao sa bademovim mlekom. To će vas garantovano držati do sledećeg obroka.

Salatni obrok je zaista individualna kreacija, bazirana na onom što imate u kući. Obavezno u zamrzivaču čuvajte nekoliko paketa mešavine povrća, od mediteranske do meksičke, paket zamrznutog graška i paket zamrznutog kukuruza šećerca. To vam je osnova. Na to dodajte sezonsko sveže povrće po želji, poštujući princip duginih boja.

Nešto plavo, nešto zeleno, ljubičasto, narandžasto, crveno, žuto, belo....

Ako ogladnite između obroka, semenke (ali ne više od 50 grama tokom celog dana) sa malo suvog voća će vas zasititi.

Pijte dosta tečnosti, živu vodu koju dobijete tako što nekoliko puta prespete iz jedne čaše u drugu, osunčanu vodu (bokal s vodom držite na suncu par sati), glinenu vodu (uveče čašu vode odozgo pospite kašičicom fine zelene gline za oralnu upotrebu i ujutru popijte vodu bez taloga).

Od kupovnih voćnih sokova birajte one bez dodatka šećera, bez konzervansa, guste, hladno ceđene, minimalno termički obrađene.

Dnevni jelovnik:

pre podne, do 12 sati voćni obrok
13 h salatni obrok sa uljima i semenkama
17 h voćni obrok
20 h salatni obrok

U svojoj školi zdravlja u selu Babe, ugostila sam tokom leta 2013. mnoge i početnike i oprobane sirovnjake. Iskustva koja sam stekla posmatranjem reakcija ljudi, dece, onih koji još nisu spremni, koji ne znaju a hteli bi, onih koji su zdravi, koji su bolesni, koje nešto muči, koje ne muči ništa, bila su mi dragocena u pisanju ove knjige. I kako već imate moje recepte u predhodnim knjigama, KOTLIĆI SU U PAKLU, U RAJU NEMA KUVANJA I ŽIVA HRANA ZA ŽIVU DECU I ŽIVAHNE RODITELJE, ovde neće biti akcenat na receptima, koliko na inspiraciji, na adaptaciji, na nekom prelaznom obliku, na postepenom putu osvajanja trajnog zdravlja.

Prvog vikenda, došlo mi je 12 polaznika, jedna devetomesečna beba, dvoje desetogodišnjaka koji su očekivali "pravu hranu", devet žena i tri tiha, mirna, ali saradljiva muškarca. Dodajmo tu i moju srednju ćerku koja često ume da kaže, "imam pravo da jedem šta ja hoću", što je naravno, potpuno tačno, i zeta, aktivnog košarkaša, koji obožava moje salate i voćne obroke ali ne sme još uvek da se suprodstavi trenerima koji mu tvrde da mora da jede i meso, zbog mišića... dakle, vrlo raznorodna ekipa, a ja jedna! Stigli su već oko 10 ujutru i dobili su piće dobrodošlice: voćni smuti od lubenice, dinje, grožđa, par šljiva, jedne breskve, pomorandže i sveže ceđenog soka od koprivei maslačka. Taj tajni sastojak, KM, kopriva/maslačak, znam dobro da će ih učiniti sitim i strpljivim do popodnevnih sati.

Predhodne noći, stavila sam u dehidrator da se suše krekeri od lana, ovsa, badema, šargarepe, jabuke,   sušila sam palačinke od banana i kruške, kao i komadiće mojih jabuka sa cimetom, za grickanje. Dodala sam i jednu tikvicu, predhodno mariniranu u belom luku i maslinovom ulju, da se u tankim kolutovima suši, kao i jedan veliki paradajz i jednu crvenu papriku, sve isečeno na tanke kolutove. Sve zajedno, priprema hrane za sušenje mi je uzela možda pola sata, a sušilo se cele noći, sve zajedno.

Spremila sam i dve kombinacije namaza za palačinke – prirodnu sirovu nutelu, koju pravim od meda, mlevenog lešnika, susama i kašike sirovog kakao praha, kao i džem od mojih jabuka i pomorandže, uz malo mlevenog susama. Najviše im se dopala nutela, kao i krekeri, planuli su svi do ručka. Krekere sam nosila i u kuću Velikog brata, jer ja ne jedem hleb, a pojeli su mi sve još prve nedelje. Vratimo se u Babe. Džema je ostalo meni za večeru. Zatim sam održala čas akvabika, u bazenu smo se razgibavali, onda istуširali i odmorili, radili sat jedan vežbe disanja i opuštanja, Grujine krugove bliskosti, a deca su glad utoljavala bananama, breskvama, lubenicom, šljivama i dinjom.

Kad je došlo vreme ručka, napravila sam im za pet minuta u blenderu sirovu čorbu od paradajza koju su popili u čašama, dok si rekao keks! Šta sad!? Izvadila sam dva paketa smrznutog povrća, otopila, dodala paradajz, krastavac i dve paprike, sve to začinila maslinovim i susamovim uljem, sokom od celog limuna, posula mlevenim semenkama i suvim voćem i iznela na sto. Dvanaestoro je jelo i začudilo se da su siti... pre slatkiša, umesto tradicionalne ubitačne kafe, napravila sam im volkanu sa godži bobicama, a tu istu mešavinu, bez vode upotrebila da napravim slatkiš – čokoladne kuglice uvaljane u susam. 14 kuglica je pojedeno i svi su bili siti. Onda smo još sat jedan igrali kraj bazena, uz zvuke Dejanovog afričkog džemba, ja sam malo preludirala po gitari, beba je spavala u mreži za komarce, deca su se igrala lego kockama i svi su imali blažen izraz na licu. U pet popodne sam se spakovala za Beograd, odsvirala koncert PUT OKO SVETA ZA 90 MINUTA u Vuku Karadžiću i vratila se nazad za Babe, da dočekam ujutru novu turu gostiju. Tog prvog dana, prišla mi je žena iz Požarevca koja je patila od migrena i požalila se kako ju je glavobolja uhvatila već nadomak moje kapije, a onda, posle časa disanja, potpuno nestala. Divna Somborka koja je sve to vredno fotografisala, priznala mi je da je imala velikih tegoba sa crevima, koje medicina nije znala ni da definiše, a kamoli izleči, a prelaskom na živu hranu, sve se dovelo u red i zato je u znak zahvalnosti, kao profesionalni fotograf došla da ovekoveči školu... Pregršt ispovesti, iskustava, priča, koje su sve, kao rukom odnete, prestale uz pomoć disanja, vežbanja i predivne hrane. Evo, dok se još uvek sećam, tog mog jelovnika za dvanaestoro, za ceo dan:

JELOVNIK 1

DORUČAK:

voćni smuti
palačinke od banane i kruške
sirova nutela
džem od jabuke i pomorandže
sušena jabuka sa cimetom

RUČAK:

sirova čorba od paradajza
salata sa semenkama i suvim voćem
sušene tikvice

UŽINA:

čokoladni napitak Volkana
kuglice od godžija i kakaoa
osunčana i glinena voda
voće

VEČERA:

krekeri od ovsa i tzaziki salata
sirovi ajvar

VOĆNI SMUTI:

pola male lubenice, u komadima
četvrt dinje
5 šljiva
grozd grožđa
1 pomorandža
1 nektarina
šaka kopriva i maslačka
kašika meda
banana
pola šake godži bobica
malo vode

Količina je bila 2 litre, i još sam jednu turu napravila, malo drugačiju, tako da je na kraju bilo 4 litre za dvanaestoro, što znači po velika čaša od 3 dc za svakoga.

Lubenicu je najbolje strugati kašikom, dok ne ostane samo bela kora. Kako imam sokovnik za hladno ceđenje, koji nema noževe, već poput kamenog mlina porcelanski kamen koji melje i cedi (Fruit star), probala sam da iscedim samu koru lubenice i za divno čudo, dobila sam skoro litru soka koji je imao ukus krastavca. Dakle, od lubenice je jestivo sve a malo truda može mnogo hranljivih materija da nam donese. Koprivu i maslačak sam predhodno u Fruitstaru iscedila, dodavši malo limunovog soka, i to u sam držala u frižideru u polulitarskoj boci od vode. Kako sam morala da pravim nove sokove, samo sam u blender ubacila drugu polovinu soka od koprive i maslačka, uz razno voće. Brza brzina!

PALAČINKE OD BANANE I KRUŠKE

2 kruške
2 banane
malo mlevenog semena lana

Testo napraviti u blender od kruške, banana i malo mlevenog lana. Sipati palačinke na nelepljivu podlogu dehidratora, šest sati na 35 stepeni, zatim lagano prevrnuti palačinke i sušiti još nekoliko sati. Ove palačinke mogu da stoje i napolju, umotane u plastičnu foliju da se ne isuše sasvim. Ispalo je 12 srednjih palačinki.

Palačinke mazati raznim džemovima od svežeg voća, a ja sam se odlučila za nepobedivu sirovu nutelu:

SIROVA NUTELA

pola teglice meda
kašika sirovog kakao praha
1 kašika kokosovog ulja
mleveni lešnik, susam, badem

Prvo odmerite med, a onda polako, muteći drvenom kašikom dodajte druge sastojke, dok niste zadovoljni gustinom. Ako je tečnije no što želite, pojačajte mlevene lešnike, ako je pregusto, dodajte još meda.

DŽEM OD JABUKE I POMORANDŽE

1 jabuka, isečena na komade
1 pomorandža
pola štapića vanile
kašika meda

Sve sastojke staviti u blender i umutiti u glatku masu. Sipati u teglicu i dva dana ste mirni. Ako imate bebu, ovo je idealna bebi kašica.

SUŠENE JABUKE SA CIMETOM

komadići 2 jabuke
cimet

Dve jabuke iseći na kockice, uvaljati ih u cimet i staviti u dehidrator da se suše preko noći. Ovo je idealna hrana za put, kao i grickalica u zimskim danima.

SIROVA ČORBA OD PARADAJZA

1 šolja seckanog paradajza
1 komad sušenog paradajza
četvrt šolje badema (ili indijskih oraha)
¾ šolje vode
pola kašičice himalajske soli
1 čen belog luka
kašika meda
biber po želji
malo seckanog

Sve sastojke osim peršuna, staviti u blender i mleti dok ne postane divna krem čorba. Posuti peršunom i služiti. Služila sam u čašama i bilo je super! Popili su je kao sok. Moj zet je rekao, da u životu nije popio nešto tako ukusno. Probajte da bi verovali!

SALATA SA SEMENKAMA I SUVIM VOĆEM

2 paketa smrznutog mešanog povrća,
(mediteranska mešavina i meksička mešavina)
1 seckana crvena paprika
1 veliki paradajz
pola krastavca narendanog
2 kašike mlevenog semenja: badem, lešnik, golica, suncokret
malo suvog grožđa
maslinovo ulje
konopljino ulje
 sok od jednog limuna

U toploj vodi otopiti mešavine povrća. Dodati seckanu papriku, paradajz, krastavac. Posuti sa semenkama, dodati grožđice. Zaliti sa maslinovim uljem, kašikom konopljinog ulja i sokom od jednog limuna.

SUŠENE TIKVICE

1 tikvica, isečena na tanke kolutove
maslinovo ulje
beli luk
malo aleve paprike

Maslinovo ulje, sitno seckani beli luk i prstohvat aleve paprike promešati pa politi po seckanim tikvicama. Okretati tikvice tako da svi komadi budu dobro marinirani. Ostaviti par sati da tikvice upiju ulje. Poređati kolutove po podlošci dehidratora i sušiti cele noći u dehidratoru na 35 stepeni.

VOLKANA

šaka badema
šaka godži bobica
kašika kokosovog ulja
kašika meda ili nekoliko suvih urmi
parče đumbira ili ljute papričice
kašika sirovog kakao praha
3 šolje tople vode

Sve sastojke staviti u blender i na najvećoj brzini blendirati dok ne dobijete svetlo smeđi napitak ljubavi i sreće. Zagrejaće vas, pokrenuće vas, zaboravićete na kafu i cigarete. Odlično sredstvo za odvikavanje od loših navika.

KUGLICE OD GODŽIJA I KAKAOA

šolja godži bobica
šolja badema
kašika kokosovog ulja
5 suvih velikih urmi
ili
2 kašike meda
kašika sirovog kakao praha
sirovi susam

U suvom blenderu sameljite godži bobice i badem. Sipajte u činiju za mešanje. Dodajte ostale sastojke pa rukama mesite, dok ne postane čokoladna masa. Oblikujte kuglice i uvaljajte ih u sirovi nemleveni susam. Ako vam je ponestalo susama, mleveni lešnik ili kokosovo brašno će takođe dati finalni oblik.

OVSENI KREKERI

4 kašike hladno ceđenih ulja
šolja seckanog luka
šolja i po ovsenog mleka
malo himalajske soli
pola šolje seckanog bosiljka
šolja lana
1 šargarepa
šolja ovsenih pahuljica
šolja pšeničnih klica

Pšenicu potopiti preko noći. Bacite ujutru tu vodu. U blender stavite sve sastojke i polako meljite dok se ne dobije gusta smesa. Ako treba, dodajte slobodno malo vode. Na plehčiće dehidratora kašikom vadite testo i stavite da se suši na 35 stepeni 6 sati, zatim okrenite krekere i sušite još toliko.

SIROVI AJVAR

6 crvenih paprika
3 manja paradajza
malo sušenog paradajza
1 ljuta papričica
2 čena belog luka
biber
malo himalajske soli
4 kašike maslinovog ulja
kašika meda

Sve sastojke po običaju, stavite u blender I dobićete ajvar. Ako ima više paradajza, biće tečnije pa može da se pije kao sok, a ako preovlađuju paprika, biće gušće. U svakom slučaju, ne može dugo da stoji, jer će se odmah sve pojesti!

TZAZIKI SALATA

pola šolje samlevenog badema
sok od 1 limuna
3 čena belog luka
nariban veliki krastavac
malo himalajske soli
maslinovo ulje
malo sveže mirođije

Pomešajte sve sastojke i odmah služite....

Sledećeg dana došla je sasvim drugačija ekipa, a ja nisam stigla da sušim krekere, ni jabuke sa cimetom...trebalo je da osmislim novi jelovnik, da se snađem sa onim što imam. Naravno, spasonosno voće je tu, sa voćnim smutijem za doručak. U blenderu sam smućkala bananu, pomorandžu, smrznute borovnice, dinju, grožđe, šljive, 2 nektarine i naseckala voće. Onda sam morala da smislim način da ono krhko dete koje ne voli ništa sirovo, zavoli moju hranu.... Znam da je kod svih nas, ne samo kod dece, bitan oblik hrane. Šargarepa isečena na krugove, šargarepa narendana i šargarepa isečena na kineske štapiće, to su tri različite stvari. Niko nešto preterano ne ljubi kolutove, ali štapići su uvek hit! Znam da deca vole rezance. Zato sam nožem za rezance od POLA tikvice i POLA šargarepe dobila punu činiju crveno belih rezanaca, koje je moj mezimac rukama probao i nastavio da proba kao moj veliki pomoćnik. Oblik rezanaca je definitivno dobitna kombinacija. Od druge polovine tikvice napravila sam krem čorbu od tikvica i badema, koja je isto bila njam, njam. Zatim sam kao preliv za rezance napravila sir od badema, još jedno piće od paradajza, ovog puta za odrasle, moju verziju VIRGIN MARY, i da pomirim dva sveta, (jer nisam imala krekere) napravim moj hit iz kuće velikog brata – pečeni garlic bread (hleb sa belim lukom) sa povrćem. Sve se pojelo, svi bili siti i presiti. Ostalo je da za slatkiš na brzinu napravim sladoled od banana i šumskog voća, i to je bilo to. Otišli su kućama, pevajući...

JELOVNIK 2

DORUČAK

voćni smuti
sezonsko voće

RUČAK

krem čorba od tikvice
krem čorba od paradajza
rezanci od šargarepe i tikvica sa sirom od badema
sladoled od banana i šumskog voća

UŽINA

koktel Virgin Mary

VEČERA

brusketi sa belim lukom i nadevom od povrća

VOĆNI SMUTI

1 banana
pola dinje
pola lubenice
malo smrznutih borovnica
jabuka
5 šljiva
2 nektarine
1 pomorandža
malo đumbira
list od celera

Sve sastojke staviti u blender i raditi dok ne bude gusti kašasti sok. Ako želite slađe dodajte par urmi ili kašiku meda.
Tajna je u dekoraciji i načinu seckanja voća. Dajte mašti na volju.

2 banane
kuglice dinje
polovine nektarine
nekoliko šljiva
polovine malih kruški
kuglice lubenice

Iseckati i dekorisati sa lišćem sveže nane i služiti odmah. Ako nešto ostane, odmah to u blender i napravite novi sok!

HIT DANA - KREM ČORBA OD TIKVICE

dobra šaka badema
šolja tople vode
malo himalajske soli
manja tikvica ili polovina veće
1 paradajz
perje mladog luka

Bademe samleti u blenderu sa vodom, dodati ostale sastojke, pustiti pola sata da se ukusi izmešaju i zatim služiti.

REZANCI OD ŠARGAREPE I TIKVICA SA SIROM OD BADEMA

1 velika šargarepa
pola velike tikvice
nož za rezance

Nožem za rezance (a sada već ima i mašina za rezance od povrća) napravite mešavinu rezanaca od šargarepe i tikvica. Prelijte ih sirom od badema:

SIR OD BADEMA

šolja badema
sok od 1 limuna
maslinovo ulje
malo ljute papričice
malo aleve paprike
beli luk
crni luk
 bosiljak
timijan
malo himalajske soli

Sve sastojke staviti u blender i dodati malo vode, pola šolje. Ako je pregusto, dodati slobodno još. Sos ili sir preliti preko rezanaca i baciti se na njih. Videćete, sos je vrlo moćan i ne može se pojesti mnogo toga. Sitost odmah nastupa.

SLADOLED OD BANANA I ŠUMSKOG VOĆA

1 banana
pola paketa smrznutog šumskog voća

Staviti sastojke u moćni blender i brzo raditi dok ne postane glatka sladoled masa, Stavljati u čaše pa služiti odmah.

KOKTEL VIRGIN MARY

3 paradajza
limunov sok
listići sveže nane
bosiljak
ljuta papričica
kašika meda

Sve sastojke staviti u blender i eto veganske rakije! Ako je preljuto, dodajte samo još koji paradajz I još limuna.

BRUSKETI SA BELIM LUKOM I NADEVOM OD POVRĆA

kriške starog hleba
maslinovo ulje
beli luk, sitno seckan
paradajz
paprika
krastavac
kukuruz šećerac
zelena salata
sok od pola limuna
malo maslinovog ulja

Kriške hleba namazati sa maslinovim uljem i seckanim belim lukom. Stavite u rernu da se zapeku. Za to vreme, u blender na najslabijoj brzini, ili u secku, sitno iseckajte ostale povrće i dodajte limunov sok i maslinovo ulje. Po kašiku, dve seckanog povrća stavljajte na prepečeni hleb i služite. Vrlo je dekorativno i vrlo hranljivo. Odlično kad vam banu gosti a nemate ništa u kući!

Druge nedelje, druga priča. Opet raznolika družina, i tinejdžeri i odrasli, kao i obično, prednjače žene.

Imala sam par dana da se pripremim, pa sam nasušila sirove naćose, napravila slatki puter od kikirikija, osušila marinirane kriške patlidžana i servirala im ovo:

JELOVNIK 3

DORUČAK:

voćni smuti
krekeri od banana
slatki puter od kikirikija

RUČAK:

hladna supa od peršuna
sušeni patlidžan
sarmice u listovima zelene salate
naćosi

UŽINA:

lubenica
čiz kejk

VEČERA:

štapići povrća
naćosi sa crvenim, belim i zelenim sosom

KREKERI OD BANANA

dve i po šolje pšeničnih klica, susama, lana, suncokreta
4 kašike maslinovog ulja
4 kašike meda
3 zrele banane
pola šolje indijskih oraha
pola štapića vanile

Semenke i žito potopiti nekoliko sati, procediti, osušiti i samleti u blenderu. Dodati banana, med, vanilu i ulje. Oblikovati krekere kašikom i sušiti u sušaču 12 sati, na 35 stepeni. Na pola puta , prevrnuti krekere.

SLATKI PUTER OD KIKIRIKIJA

pola šolje sirovog kikirikija
3 kašike meda
4 kašike susamovog hladno ceđenog ulja
4 kašike limunovog soka
parče svežeg đumbira ili parčence ljute papričice

Sve sastojke staviti u blender i mutiti dok ne postane kremasto. Slobodno dodajte još malo limunovog soka i ulja da bude kremastije, ili ako volite puterastu masu, ostavite tako kako je. Slatkasto je, jako je I nije slano kao pečeni puter od kikirikija. Na kreker onda staviti dva tanka koluta banana, pa odozgo jednu kašiku kikiriki putera. Savršen doručak.

HLADNA SUPA OD PERŠUNA

četvrt šolje suncokretovog semena
pola šolje seckanog peršuna
sok od 1 limuna
pola seckanog paradajza
malo himalajske soli
šolja vode
po dve kašike otopljenog kukuruza šećerca za garnirung

Sve sastojke izraditi u blenderu i odmah poslužiti. Ukus je oštar, dominira peršun. Ako ne volite peršun, zamenite ga sa rukolom.

SUŠENI PATLIDŽAN

Komadići ili kriške patlidžana
Malo himaljske soli
Maslinovo ulje
Beli luk

Patlidžan naseći na tanke kolutove ili po dužini, na režnjeve, poprskati himalajskom solju, zatim ostaviti jedan sat da pusti sok i omekša. U blender proraditi pola šolje maslinovog ulja i dva, tri ćešnja belog luka, prstohvat aleve paprike, pa sa tom marinadom preliti naseckani patlidžan. Posle par sati, patlidžan je spreman za sušenje. Ređati ga u sušilici i sušiti na 35 stepeni cele noći, 8 sati. Ako ga duže sušite, postaće hrskaviji kao pečena slanina, ako ga sušite manje, biće kao grilovan. Osušeni patlidžan ređajte u teglu i čuvajte u frižideru. Možete ga zaliti maslinovim uljem, onda će se duže održati, ali će biti masniji. Ako ga sušite bez marinade, biće suv i bez mnogo ukusa, ali će dobro poslužiti u zimskim mesecima za pravcljenje sirovog ajvara ili drugih pikantnih sosova.

SARMICE U LISTOVIMA ZELENE SALATE

Nadev:
Šargarepa
Mleveni susam
Celer
Beli luk
Malo hiimalajske soli
Mešavina susamovog i maslinovog ulja, naravno, oba hladno ceđena

U "Vitamixu", na najmanjoj brzini, iseckajte šargarepu, celer i beli luk, dodajte malo ulja, susama i soli, pa tu mešavinu poslužite na listovima zelene salate.

NAĆOSI

Ceo paket smrznutog kukuruza šećerca
Šolja prethodno preko noći namočene pšenice belije
ili
Šolja prethodno namočene heljde
Šoljica sirovog suncokretovog semena
Šoljica badema
Sok od pola limuna
Maslinovo ulje
Malo himalajske soli
Bosiljak ili origano
Malo ovsenog ili sojinog ili bademovog mleka, ako masa ne može da se radi u blenderu

Semenke i orašaste plodove namočiti nekoliko sati u vodi, procediti i staviti u blender, zajedno sa kukuruzom šećercom. Dodati ulje i limunov sok, pustiti blender da radi, a ako je previše gusto i blender se muči, dodajte po malo mleka od ovsa, badema ili soje.

Kašičicom vadite naćose i ređajte u plehove dehidratora. Sušite 10 sati na 35 stepeni, na pola puta ih prevrnite....

ZELENA SALSA

Pola kg zelenog paradajza
Mali crni luk
2 papričice
3 čena belog luka
Šaka korijandera

Sve staviti u blender i raditi dok ne postane zeleni ljuti sos!

CRVENI SOS

Šolja vode
Crvena babura
Pola šolje semenki od suncokreta

Pola šolje indijskog oraha
2 čena belog luka
2 kašike soka od limuna
Malo soli
Malo ljute papričice, po želji

ČIZ KEJK

Krem:
Šoljica borovnica, svežih ili iz zamrzivača
Kašičica limunovog soka
2 veće urme
2 kašičice kokosovog ulja, rastopljenog

Kora:
Četvrtina šoljice badema
Četvrtina šoljice oraha
Prstohvat morske soli
Pola ili cela kašičica sveže naribanog đumbira
4 veće urme

Sladoled:
2 zrele banane, oguljene i smrznute
Kašičica soka od limuna

U multipraktiku ili u blenderu kombinujte borovnice, limunov sok i urme, blendirajte dok ne postane glatka smesa. Dodajte kokosovo ulje i još malo blendirajte. Stavite u frižider na 20 minuta.

U blenderu sameljite orašaste plodove u fino brašno. Dodajte urme i ribani đumbir zatim blendirajte dok se sve dobro ne izmeša.

U blenderu radite banane do kremastog sladoleda, a onda dodajte sok od limuna. Za serviranje podelite u čaše. Prvo stavite krem sladoled s bananom, pa dodajte četvrtinu šoljice krema od borovnica i dve kašike kore za svaku čašu. Krem lagano sa kašikom stavite na vrh ... i to je vrh!

Sve, naravno, staviti u blender i za par sekundi imate neverovatan sos - za naćose, za mleveno orašasto meso, kao preliv za salate, kao umak za sirovo povrće iseckano na štapiće (šargarepa, paprika, krastavac...) - šta god poželite!

Narednog vikenda došle su opet dve predivne bliznakinje od 14 godina, jedna divna starija dama i par mlađih žena. Radili smo vežbe za oči, doktora Bejtsa, vežbe disanja I relaksacije, naravno, akvabik u bazenu i kosmonautske vežbe, uz obilato jaukanje. Za njih sam prvog dana spremila sledeći jelovnik, koji se pokazao podjednako efikasan i brz u spravljenju, kao i u ukusu. Ostalo je samo organsko đubre, peteljke, kora i semenke, za hranjenje mog komposta u uglu bašte.

JELOVNIK 4

DORUČAK:

Voćni smuti
Krekeri od jabuke i lešnika
Seckano voće – lubenica, dinja, kupine, banana

RUČAK:

začinjena supa od krastavca i mirođije
Rezanci od tikvica i šargarepe
Italijanski crveni sos

UŽINA:

Napitak od oraha
Voće

VEČERA:

Pljeskavice od oraha
Sos od šljiva

VOĆNI SMUTI

Banana
2 jabuke
Šolja kupina
2 kruške
1 nektarina
5 šljiva
Šargarepa
Parče cvekle
Parpčence đumbira
Četvrt dinje
Malo lubenice
I naravno - kopriva

Sve sastojke u blender i raditi dok ne postane gusti sok. Ako je pregusto, dodajte malo vode.

KREKERI OD JABUKE I LEŠNIKA KREKERI OD JABUKE I LEŠNIKA

2 šolje pčeničnih klica, lana, suncokreta, ovsenih pahuljica
2 kašike meda
1 kašičica cimeta
Prstohvat himalajske soli
Šolja lešnika, badema ili oraha
2 šolje seckanih jabuka
2 kašike maslinovog ulja
Pola šolje susama

Semenke i pšenicu potopiti preko noći, procediti, prosušiti, samleti u blenderu. Dodati ostale sastojke, zamesiti testo, oblikovati krekere i u dehidratoru sušiti na 35 stepeni desetak sati. Prevrnuti na pola puta.

SECKANO VOĆE

Lubenica, dinja, kupine, banana

ZAČINJENA SUPA OD KRASTAVCA I MIROĐIJE

Pola velikog avokada
Šolja seckanog krastavca
Grana celera
Šolja sveže mirođije ili 2 kašike suve
Jedan mladi luk
Čen belog luka
Pola pomorandže
Kašika soka od limuna
Kašika kari praha
Prstohvat bibera
2 šolje vode
Malo himalajske soli (ili celerove, ili morske)

Blendirajte dok ne dobijete kremastu supa. Ako u blender sipate toplu vodu, biće topla supa.

REZANCI OD TIKVICA I ŠARGAREPE SA ITALIJANSKIM CRVENIM SOSOM

CRVENI SOS
Pola crvenog luka
7 šeri paradajza
svež bosiljak
1 mala šargarepa
himalajskaso
kašika meda
sok od pola limuna
svež origa

Sve sastojke stavite u blender i radite dok ne postane jarko crveni sos....

NAPITAK OD ORAHA
Šaka godžija
Šaka oraha
Kašičica kakao praha
Kašika meda ili par većih urmi
3 šolje vode
Ko voli, i malo cimeta....

PLJESKAVICE OD ORAHA

Šolja oraha
Luk
Biber
Aleva paprika
2 male šargarepe
Pola male cvekle
3 čena belog luka,
Maslinovo ulje,
Himalajska so.

Umesto oraha, mogu i sirovi indijski orasi, ili pola - pola....
Unutra staviti sir od badema, da bude punjena pljeskavica
Sve sastojke umešajte u jakom blenderu ili procesoru za hranu, zatim oblikujte pljeskavice i stavite u dehidrator 6 sati, na 30 stepeni. Možete da pravite ćevape, viršle, bilo koji oblik.

Pritom, meso je samo po sebi bljutavo, a orah nije, pa je u startu, ovo jelo stostruko ukusnije.

Ove crvenkaste pljeskavice služim na listovima zelene salate, prelivene sosom od jabuke i avokada, limuna i maslinovog ulja ili brusnice.

SOS OD ŠLJIVA

Šolja šljiva
Parče veće ili manje, ljute papričice
Čen belog luka
Kašika meda
Sve u blender i eto sosa....

Gosti su nadirali, od bulumente osamnaestogodišnjaka, koje je doveo moj sin, do drugarica i drugara koji su bili u prolazu, da ne pominjem komšije u selu pa njihove poznanike i sve one koji su želeli savet, putokaz, jelovnik ili bar jedan recept... Dehidrator je radio danonoćno, a donela sam i klijalicu iz Beograda, da upotpuni ugođaj. Nisam smela ni da mislim o povratku u Beograd, jer je ovo definitivno bila ozbiljna selidba moje veganske kuhinje. U klijalici sam svakih pet dana klijala omiljene semenke – alfa alfa salatu i ljutu slačicu. Setila sam se da sam u Novom Sadu, u jednom fantastičnom ambijentu, restoranu sa čarobnim imenom FIŠ I ZELENIŠ probala ne jednom, salatu od cvekle i alfa alfa klica sa susamom, pa sam je i ja sad napravila i verujem, poboljšala...

Sledeći provereno uspešni jelovnik je bio ovaj:

JELOVNIK 5

DORUČAK:

Čokoladni krekeri
Džem od kupina I šljiva
Voćni smuti

RUČAK:

Čorba od tikvice i badema
Salata od cvekle i alfa alfa klica
Rezanci od tikvica

UŽINA:

Virgin Mary
Kriške lubenice

VEČERA:

Pola dinje
Salata od kukuruza, krastavca i paradajza

ČOKOLADNI KREKERI

Šolja sirovih indijskih oraha
2 šolje pšeničnih klica, susama, lana, suncokreta
3 kašike meda
Kašika organskog sirovog kakao praha
Kašičica cimeta
1 banana
1 kašika maslinovog ulja
1 kašika konopljinog ulja
Šolja

U vodu potopite par sati pšenicu, lan, susam, orahe. Sve sastojke stavite u blender I radite. Malo će se mučiti, dodajte mrvicu vode, masa će biti gusta, ne sasvim glatka, što je dobro, biće I za grickanje... kašičicom vadite krekere i ređajte po plehčićima dehidratora. Prekrijte ih plastičnom folijom i oklagijom izravnajte. Sušite 10 sati na 35 stepeni, na pola puta prevrnite.

DŽEM OD KUPINA I ŠLJIVA

Pola tegle kupina
Pola tegle šljiva
Kašika meda

Sve blendirati dok ne postane glatka džemasta masa. U ono što ostane u blenderu, dodati malo vode i eto soka. Ni jedna ćelija biljna se ne baca!

VOĆNI SMUTI

Pola lubenice
Pola dinje
Grozd grožđa
1 nektarina
Sok od pola limuna
Kašika meda
Veza peršuna

Sve sastojke staviti u blender i čekati minut do iskapljivanja ovog predivnog soka!

ČORBA OD TIKVICE I BADEMA

Apsolutni hit leti, pogotovo ako uzmemo u obzir bezobrazno nisku cenu tikvica....

SALATA OD CVEKLE I ALFA ALFA KLICA

Šaka trodnevnih alfa alfa klica
Šaka trodnevnik klica od slačice
Narendana polovina cvekle
Narendana mala šargarepa
Sok od limuna
Kašika maslinovog ulja
Kašika ulja od bundeve
Šaka organskog susama u zrnu
Šaka grožđica

Sve sastojke pomešati u predivan prizor...ostaviti malo alfa alfe za dekoraciju.

REZANCI OD TIKVICA

Nikad dosta, za razliku od praznih rezanaca od testa, koje vam čini zlo u donjim predelima tela...ovi rezanci treba da se jedu svakog dana, a deca ih obožavaju.

VIRGIN MARY

Ovog puta je bio jednostavniji koktel:
Sok od 3 paradajza, ceđen u sokovniku za hladno ceđenje
Parče đumbira
Parče ljute papričice
Sok od celog limuna
3 urme
Šaka nane i bosiljka

Ne zna se šta je lepše, ukus ili miris, kad počne ljutina sa bosiljkom da klizi preko osvežavajućeg paradajza... svaki put, kao da je prvi put!

VOĆNA SALATA

kriške lubenice
pola dinje
kupine

Kupinama dekorisati i posuti kriške lubenice i dinje. Vrlo osvežavajuće.

SALATA OD KUKURUZA, KRASTAVCA I PARADAJZA

2 klipa mladog kukuruza ili pola paketa smrznutog kukuruza šećerca
1 veliki paradajz
Pola krastavca
Maslinovo ulje
Sok od 1 limuna
Kašika grožđica

Klipove mlade potopiti u vodu par sati, zatim nožem sastrugati. Zamrznuti kukuruz samo otopiti. Dodati rendani krastavac i sitno seckani paradajz, ulje, limun i grožđice i bukvalno – navaliti!

Par dana kasnije, navalila su u Babe i moja deca sa svojim drugarima. To je bio veliki izazov – mladi ljudi tek stasali na putu samo destrukcije, nabijeni adrenalinom i zdravljem, bez ikakve ekološke svesti, ali negde, u dubini duše, začuđeni željom da ipak probaju malo čišćenja od otrova i makar iz radoznalosti, probaju moju hranu. S druge strane, nisu imali mnogo izbora – ili oni da nabavljaju sami, peku, prže i kuvaju na plus četrdeset ili da ipak kušaju i te biljčice i travu koju ja spremam... dakle. Znajući da deca ni mala ni velika ne vole travke u sokovima ni trunčice ni dlačice, niti bilo šta što nije proceđeno, probam prvo sa koktelom Virgin Mary. Ali, taj koktel im je imao suviše ukusa paradajza! Vratim se nazad u kuhinju i u Devicu Mariju (paradajz, limun, šargarepa, bosiljak, đumbir, med) dodam 1 banan, 1 jabuku, nekoliko kriški lubenice, I jednu krišku vrlo slatke dinje. Sok je bio prava bomba! Slatkasto ljutkast, više nije podsećao na paradajz a bilo ga je sasvim dovoljno.... Iskapili su ga i tražili još. Od ostataka šargarepe i paradajza, iz sokovnika, smislila sam da napravim krekere za doručak. Samlela sam lan i suncokretove semenke, pomešala sa blendiranom masom ostataka paradajza i šargarepe, dodala malo himalajske soli, kašiku maslinovog ulja, dve jabuke, pa tu smesu prosula na podlošku dehidratora. Nisam mogla da nađem oklagiju, ali u nevolji mozak vrlo kreativno nalazi rešenja – plastičnu foliju sam prekrila preko mase i prstima istanjila na debljinu krekera ili pločica. Tupom stranom noža sam povukla linije uspravne i vodoravne, pa isekla na pločice, zatim stavila u dehidrator da se suše narednih deset sati.

Salatni obrok je morao biti malo jači, za ta mlada tela: taman mi je ostalo isklijale lucerke (alfa alfa) i slačice, to sam uzela, dodala malo kukuruza šećerca, jedan sitno iseckan paradajz, 1 papriku, pola krastavca, četvrt cvekle, 2 paprike, 1 tikvicu , limunov sok, biber, himalajsku so i mešavinu hladno ceđenih ulja, poprskala susamom i golicom, uz šaku grožđica i luda salata za krekere je bila gotova. Čarobna reč je bila "brusketi"! Svi su oduševljeno hasali, kako se to danas kaže.

Dakle, da rezimiram: omladinski jelovnik ovako leti izgleda:

OMLADINSKI JELOVNIK

DORUČAK:

Krekeri od lana, paradajza, šargarepe i jabuke
Džem od kupina, jabuke, šljiva i čije
Voćni smuti od lubenice, banane, dinje

RUČAK:

Orijentalna salata
Krem čorba od paradajza

UŽINA:

Sezonsko voće
Vocni smuti
Krekeri

VEČERA

Salata od tune i pileta, a nigde ni pileta ni tune

KREKERI OD LANA, PARADJZA, ŠARGAREPE I JABUKE

Za ove krekere možete da upotrebite pulpu ostalu od ceđenja šargarepe i paradajza

1 paradajz
1 šargarepa
2 male kisele jabuke
Šolja mlevenog lana
Šolja mlevenog semena od suncokreta
Malo himalajske soli
2 kašike maslinovog ulja

Samleti prvo semenke. U blenderu proraditi šaragrepu, jabuke i paradajz. Kašici dodati semenke, so, ulje. Masu prostrti po podlošci sušača. Prekriti folijom i oklagijom istanjiti. Tupom stranom noža iseći na trake i željeni oblik krekera. Sušiti deset sati na 35 stepeni, na pola puta prevrnuti.

DŽEM OD KUPINA, JABUKE, ŠLJIVA I ČIJE

Seme čije upija ogromnu količinu vode i zato je odlično kao dodatak želeima I džemovima, da ne spominjem vrednost u mineralima, gvožđu pre svega...

1 veća šolja svežih ili zamrznutih kupina
5 šljiva
1 mala jabuka
2 dobre kašike meda
Malo cimeta, po želji
2 velike kašike semena čije

Sve sastojke staviti u blender i raditi dok ne postane gusta džemasta masa. Sipati u teglu i malo ohladiti u frižideru pre upotrebe. Blender nemojte da perete I da bacite dragocene ostatke oko noževa, već u to dodajte sledeće sastojke i napravite voćni smuti. Ponavljam po stoti put: ni jedna živa dragocena, biljna ćelija ne sme da se baci!

VOĆNI SMUTI OD LUBENICE, BANANE, DINJE

Ostaci pravljenja džema iz predhodnog recepta u blenderu
1 banana
2 šolje seckane lubenice, a uvek može više
2 kriške dinje ili ako ste baš egzotično i finansijski raspoloženi, -
pola zrelog manga
2 kašike meda
Malo koprive ili nečeg zelenog – 1 grana celera sa lišćem
Parče đumbira

Sve sastojke staviti u neoprani blender od predhodnog recepta, sve smutiti u urnebesno dobar smuti i obilato se naliti za doručak, bar po pola litre po čoveku.

ZIMSKA VARIJANTA

Kada nema lubenica, zamenite je sa 2 pomorandže i vodom ili pola litre ceđenog soka od pomorandže. Dinju zamenite sa breskvama, kad i one prođu, smrznute maline su zakon.

ORIJENTALNA SALATA

Za ovaj recept su potrebne klice od 3 dana lucerke i slačice, a u prodavnicama već ima i egzotični mix semenja za klijanje, sa orijentalnim ukusom – anis, slačica, kim, sočivo. Taj miks naravno možete i sami da napravite. Klijalica je vrlo korisna naprava I štedi vam vreme. Ali I ako jenemate, uz malo truda, par teglica, možete I sami da isklijate dragocene klice: u plitku posudu stavite semenje, prelijte vodom, sklonite negde na tamno mesto. Dva puta dnevno ispirajte seme nežno pod vodom u cediljci. Trećeg dana već možete da koristite klice.

Šolja klica od slačice i lucerke (alfa alfa)
1 veći paradajz
1 paprika
Pola krastavca
Šolja kukuruza šećerca

Narendano parče cvekle
Narendana manja šargarepa
Narendana mala tikvica
Semenke organskog susama
Grožđice
Golica
Sok od 1 limuna
3 kašike mešavine hladno ceđenih ulja od masline, susama i bundeve
Kašićica karija

Povrće sitno iseckati, narendati, pomešati, posuti susamom, golicom i grožđicama, pa zaliti dresingom od limuna, karija i ulja

KREM ČORBA OD PARADAJZA

1 šolja grubo seckanog paradajza
1 komad osušenog paradajza
1/4 šolje sirovog indijskog oraha
3/4 šolje vode
1/2 kašičice morske soli ili malo himalajske
1 mali čen belog luka
Kašika meda
Biber po želji
1/2 šolje ekstra seckanog paradajza (sačuvajte po strani i ne stavljajte u blender)
Malo seckanog peršuna za dekoraciju
Šolja izmrvljenog karfiola (koji ovog puta glumi pirinač)

Sve sastojke osim poslednjeg stavite u blender i radite don ne postane kremasta čorba. Sipajte je u činije, dodajte mrvljeni karfiol (u blenderu na najmanjoj brzini) i pospite seckanim paradajzima i peršunom....

SALATA OD PILETINE I TUNE; A NIGDE NI PILETA NI TUNE!

Za ovo senzacionalno jelo, prvo pripremite ono što se u veganskim krugovima zove Majo preliv. Kraće i lepše od našeg majoneza, a ukusno... a pri tom ne izaziva grižu savesti zbog gojenja i nezdravosti....

MAJO

1 šolja sirovog indijskog oraha
2 kašike maslinovog ulja
1 kašika sirćeta od divlje jabuke
1 kašika vode, i više ako je pregusto
Sok od 1 limuna
Kašika meda
Pola kašičice suve slačice
Prstohvat himaljske ili morske soli
Biber

Sve sastojke staviti u blender i vikati "Majo, Majo" dok se ne napravi – majonez Majo.

SALATA:

1 šolja oraha
Pola šolja suncokretovih semenki
Pola šolje golice
Pola šolje Majo preliva
2 šolje krastavca
2 šolje celera
2 šolje grožđa
Pola šolje mladog luka
Sok od pola limuna
Malo soli i bibera

Orašaste plodove brzo i grubo proraditi u blenderu sa Majo premazom.
Ostale sastojke promešati u salatu. Staviti je na listove zelene salate. Preko salate sipati orahe i Majo. Ukrasiti sa seckanom paprikom...

Iako je ovo što sledi, protivno svim mojim uverenjima, učiniću poslednji napor i daću vam ono na šta ste na žalost, navikli: sedmodnevni jelovnik. Ali preklinjem vas, shvatite ga, uostalom, kao i sve što sam do sada napisala, kao inspiraciju, polazište, asocijaciju na ono što ćete vi sami da kroz sopstveno iskustvo, greške, probe, eksperimente da napravite. Ako vam nešto nije po ukusu, zapamtite, to je MOJ ukus, a ne vaš. Vama će možda prijati nešto ljuće, pikantnije, nežnije, orašastije, grožđastije, slatkavije, kiselkastije, limunkastije, zauljenije... ne postoje reči da opšišu ove ukuse. Svakog dana je drugačije, jer svakpg dana su drugi sastojci, kao i količine. Nemate lešnik? Zamenite ga bademom. Nemate ni badem? Bilo koje druge semenke će odraditi posao. Ukus će naravno biti za mrvicu ili više, drugačiji, ali u tome i jeste draž eksperimenta. Voće varirajte prema sezonama i kupovnoj moći. Leti, kada su lubenice jeftine, ja ih blendiram i zamrzavam u polulitarskim bočicama, pa imam sok od lubenice i zimi. To važi i za jabuke ako ih imate mnogo na placu ili dvorištu. Kupine berem svakog jutra kraj puta, pola upotrebim za jelo, polovinu zamrznem. Do kraja leta imam dovoljno zamrznutog maslačka, kopriva, kupina, šljiva, krušaka, jabuka, da mi potraju bar par meseci u zimskim danima- a nemojmo zanemariti činjenicu da su voćke kraj puta, divlje i organske, najklvalitetnije i najpotentnije u vitaminima i korisnim materijama. Čak ako idete i usput ih berete i grickate, unosite i mikro organizme koji u crevima prave onaj čuveni B 12 oko koga se toliko lome koplja....

Zimnica nam gotovo da nije ni potrebna jer sada ima svežeg voća i povrća cele godine. Ali, zbog cene i staklenika, dobro je leti, kada su paprika i paradajz jeftini, osušiti nekoliko kilograma i dodavati to zimi sosovima, držati ih po teglama sa aromatizovanim maslinovim uljem i uživati posle u svežem a ne izmrcvarenom ajvaru. Umesto da provodite mazohistički i uzaludno sate kraj šporeta i vrelih rerni, pećući i prevrćući sirote ugljenisane paprike, pustite sunce i dehidrator da odrade vaš posao, a vi čitajte, vežbajte, grlite se, ljubite, uživajte u životu. Zar to nije plodonosnije, zdravije i životvornije?

Pravljenje zimnice je omaž ženskom mazohizmu. Stara i loša navika stečena u vremenima pre postojanja frižidera i zamrzivača, jadni svedok očajanja devetnaestog veka, kroz tradicionalizam i nostalgiju za maminom kuhinjom, provlači nam se kroz živote, uništavajući kraj leta i početak predivne jeseni. Smrad pečenja, bolovi u kičmi, vrućina, otekle noge, sve zajedno, pravljenje zimnice je zlostavljanje duše I tela, zarad čega? Ukusa i ugađanja? A gde je tu zdravlje? U prekuvanim džemovima, slatku, osim ubitačnog šećera, više nema ničega zbog čega nam je voće dato u prirodi. Sve je uništeno. Svi vitamini, sve vredne materije, sve žive biljne ćelije, mrtve i neupotrebljive. Ukus koji toliko volimo, dolazi od šećera a u ajvarima od soli. Tri bele smrti dominiraju našim životima – bela so, beli šećer i belo brašno. Ne zna se koja smrt je gora, i što je najinteresantnije, bela boja nema veze, SVI prerađeni šećeri su smrt, kao i sva mrtva brašna....

Kada su pekari pre stotinjak godina, pronašli trans masti i otkrili kako im one daju mekoću, svežinu i čine kroasane kroasanima a kifle kiflama, niko nije znao da su trans masti kancerogene. A one su u svim proizvodima pekarske industrije, bez njih ne bi bilo krofni ni mekog peciva.... Zapamtite tog ubicu – trans masti. Šta će vam to? Jer je pogačica ukusna? Ja sam prva bila ovisnik o pitama, gibanicama, testu, kiflama i mekim kroasonima sa kremastom kafom.... Sada shvatam puno značenje biblijskih reči – blagosloveni da su siromašni duhom, jer njihovo je carstvo nebesko. Blagosloveni u neznanju, odosmo prečicom u smrt. Ne znam za vas, ali ja verujem u ovaj život.

187

SEDMODNEVNI IMPROVIZOVANI JELOVNIK KOJI ĆETE VI DA POBOLJŠATE

PONEDELJAK

DORUČAK:

Tanjir voća
Voćni smuti

UŽINA:

Šolja Volkane (kakao napitak)
Činija ječmenih pahuljica sa seckanim suvim voćem i bademovim mlekom

RUČAK:

Paradajz čorba sa mrvljenim karfiolom
Sezonska salata sa semenkama

UŽINA:

Koktel od paradajza, bosiljka, limuna, meda i đumbira
Voće

VEČERA:

Naćosi sa belim i crvenim sosom

Bademovo mleko, kao i lešnikovo, pirinčano ili susamovo ptravite na isti način. U blender stavita šolju badema i četiri šolje vode, dodajte zarad ukusa, malo meda, štapić vanile ili nekoliko suvih urmi ili suvih šljiva I radite dok ne postane mlečna masa. Ovo mleko možete da procedite kroz muslin ili cediljku, ostatak će vam poslužiti za kolače i kremove ili sir, a čisto mleko pijte . U frižideru traje 24 sata.

Ako još uvek nemate dehidrator, progledaću vam kroz prste ako uzmete kupovne naćose i jedete ih u maloj količini , ali sa puno belog i crvenog sosa...

SIROVI NAĆOSI

1 tikvica
Pola luka
Paket smrznutog kukuruza šećerca
Pola limuna
1 paradajz
Biber
100 gr. badema
Maslinovo ulje
Malo vode

Sve sastojke staviti u "Vitamix" i za minut na turbo brzini umesiti testo za naćose. Ređati ih kašikom u plehove dehidratora, sušiti 10 sati, na 35 stepeni. Prevrnuti ih na pola puta ...

SVEŽA SALSA

Šaka svežeg korijandera
1 veliki crni ili crveni luk
Pola kg paradajza
100 gr paradajza sušenog
3 čena belog luka
2 papričice ljute

Sve sastojke raditi u blenderu dok ne postane ljuti crveni sos.....

SOS OD BELOG LUKA

5 čenova belog luka
Limunov sok
Maslinovo ulje
Mleveni susam
Malo himalajske soli

Sve sastojke stavite u blender i mutite dok ne postane nalik majonezu. Neopisivo dobro! Majo preliv takođe ide uz ovo. Ako nemate naćose, iseckajte na trake krastavac, šargarepu , paprika I umačite u sosove.

UTORAK

DORUČAK:

Zeleni smuti od spanaća
Puding od jabuke i pomorandže

UŽINA:

Bademovo mleko sa muslijem, ovsenim ili ražanim pahuljicama i seckanim suvim voćem

RUČAK:

Velika grčka salata sa semenkama

UŽINA:

Napitak od oraha i banana
Kuglice od rogača

VEČERA:

Sirova pica sa pečurkama

Ujutru pripremite testo za picu, trebaće desetak sati da se isuši u dehidratoru. Iseckajte I marinirajte sveže pečurke, i njima treba nekoliko sati da se mariniraju. Ostala jela, sir i kečap možete neposredno pre jela da pripremite.

MARINADA ZA PEČURKE

Sok od jednog limuna
Pola šolje maslinovog ulja
2, 3 čena belog luka

Sitno iseckajte beli luk, dodajte sok od limuna i maslinovo ulje. Iseckajte na tanke režnjeve pečurke, zalijte ih ovom marinadom pa stavite u frižider, nekoliko sati.

ZELENI SMUTI OD SPANAĆA

2 banane
Sok od jednog limuna (još bolje kad ima limete)
1 breskva
Šaka svežeg spanaća
2 šolje vode

Sve sastojke, znate i sami, pravo u blender i zzzzzzk, dobijate omiljeno piće mojih ukućana u Velikom bratu. Ne perite još blender, dodajte sastojke za

PUDING OD JABUKE I POMORANDŽE

2 jabuke
Kašika meda
Kašičica cimeta
1 pomorandža
Kašika semena Čije

Sve gore navedeno staviti u neoprani blender od predhodnog smutija (ne baca se ni jedna dragocena živa biljna ćelija) napravite sebi ili deci vrhunski puding pa ga pojedite u slast.

GRČKA SALATA

Pola paprika
1 paradajz
Pola glavice luka
Pola krastavca
3 kašike odmrznutog kukuruza šećerca
2 kašike odmrznutog graška
Nekoliko maslina
Bosiljak
Maslinovo ulje
Sok od pola limuna
Malo himalajske soli
2 lista zelene salate
Semenke golice i suncokreta

Pomešati sve sastojke osim zelene salate i semenki. Na listove salate stavite salatu, pospite semenkama i uživajte.

NAPITAK OD ORAHA I BANANA

1 banana
Pola šolje oraha
Kašika meda
2 šolje vode
Kašika godži bobica

Sve sastojke stavite u blender i radite dok ne postane kremasto i kafasto, a bez kofeina i kiselina....

KUGLICE OD ROGAČA

Šaka mlevenog godžija
Šaka badema
Kašičica rogača mlevenog
3 velike urme, ili malo meda
Kašika kokosovog ulja
Organski susam

Sameljite badem i godži. Masi dodajte kokosovo ulje, med ili urme, rogač i rukama mesite dok se sve ne sjedini. Oblikujte kuglice i valjajte ih u sirovi susam. Ništa brže ni lakše. Povremeno možete da zamenite rogač sa sirovim kakao prahom.

PICA SA PEČURKAMA

PARADAJZ SOS:

Šolja paradajza
Začinske biljke: origano, bosiljak
Pola šolje suzšenog paradajza
Pola šolje maslinovog ulja
Himalajska so
Kašika meda
1 glavica luka
2 čena belog luka
Origano, bosiljak

TESTO:

2 šolje isklijale heljde ili još bolje, žitarice spelte
3/4 šolje mlevenog lana
1/3 šolje maslinovog ulja
2 šargarepe ili paradajz, ili oboje
Glavica luka
Pola male jabuke
Bosiljak
Kašičica meda

SIR:

Šaka badema samlevena s limunom, maslinovim uljem
ili
pola badema, pola susama samleti sa sokom od limuna i maslinovim uljem.
ili indijski orah, limun i beli luk...

Sve sastojke umesiti u blenderu ili procesoru dok ne postane lepa ravnomerna smesa. Oblikujte male pice, stavite ih u dehidrator i sušite 7 sati, pa okrenite na drugu stranu, pa sušite još nekoliko sati. Gotove pice bez nadeva vakumirajte i čuvajte na suvom do mesec dana. A ako hoćete odmah da ih jedete, prekrijte ih slojem sira od badema, sosom od paradajza i seckanim povrćem, pečurkama i maslinama. Zatim tanjir sa picom stavite u dehidrator desetak minuta da malo umlači.

SREDA

DORUČAK:

Pola litre zelenog smutija od 7 vrsta voća

UŽINA:

Pirinčano mleko sa muslijem

RUČAK:

Čorba od paprika
Mediteranska salata

UŽINA:

Krem ili sladoled od malina i banana

VEČERA:

Sok od povrća
Komadi povrća i sosovi za umakanje

ZELENI SMUTI OD 7 VRSTA VOĆA

2 pomorandže
Trećina smrznutog miksa šumskog voća
1 jabuka
Lišće celera ili 1 list kelja
Mala šargarepa
Parče cvekle
Pola litre vode

Sve sastojke dobro proradite u blender dok ne postane gusti sok. Polovinu popijte za doručak a drugu polovinu tokom dana.

PIRINČANO MLEKO

Integralni pirinač nalijte sa vodom i ostavite preko noći. Ujutru prospitetu vodu I nalijte novu, u razmeri 1:4. Šolja pirinča = 4 šolje vode. Dodajte malo meda, štapić vanile, sve proradite u blenderu. Procedite kroz muslinili cediljku i odmah koristite.

ČORBA OD PAPRIKA

3 crvene paprike
2 čena belog luka
Kašika mlevenog susama
Sok od 1 limuna
Kašika karija
Biber
Himalajska so
Malo tople vode

Sve umutiti u blenderu i odmah služiti

MEDITERANSKA SALATA

Paket zamrznute mediteranske mešavine
Pola rendanog krastavca
Mešavina hladno ceđenih ulja

Sok od 1 limuna
Grožđice
Semenke bundeve i suncokreta

Otopite mediteransku mešavinu, dodajte ostale sastojke i služite sebe.

KREM ILI SLADOLED OD MALINA I BANANA

Pola paketa malina
1 banana

Proradite odmrznute maline i banane u blender i dobićete krem. Ako ih radite zamrznute, dobićete sladoled!

SOK OD POVRĆA

Paradajz
Pola cvekle
Grana celera
Šargarepa
Sok od limuna
Bosiljak
Paprika
Parče ljute papričice

U sokovniku iscedite šargarepu, celer, cveklu, paradajz, dodajte limunov sok, bosiljak, ako hoćete pikantniji ukus, dodajte malo đumbira ili ljutu papričicu.

SOSOVI ZA UMAKANJE

SOS OD JABUKE

Veća glavica luka
Jabuka
Pola avokada
Kašika meda

Sve sastojke staviti u blender i mutiti dok ne dobijete zelenkasti sos od jabuke.

SOS OD SUVIH ŠLJIVA

Šolja suvih šljiva
2 čena belog luka
Glavica luka
Ceo limun
Parče đumbira
Malo ljute paprike
Kašika meda

Namočiti dobro suve šljive nekoliko sati u vodi. Procediti. Sve sastojke staviti u blender i, mislim, šta reći: prste da poližeš! A pikantno, i slatkasto, i lepo.

ČETVRTAK

DORUČAK:

voćni smuti
Pola dinje sa suvim grožđicama

UŽINA

Bademovo mleko sa rogačem

RUČAK:

Čorba od tikvica i badema
Rezanci od tikvica sa bolonjeze sosom

UŽINA:

Tanjir sezonskog voća

VEČERA:

Waldorf salata

BOLONJEZE SOS

Šolja sušenih polovina paradajza
Sok od limuna
2 seckana paradajza
Urma
Još malo sušenog paradajza
Malo bibera
Malo himalajske soli
Glavica luka
3 čena belog luka
Bosiljak
Origano
Seckana paprika
Seckane masline

Malo paradajza, paprike i masline iseckajte i ostavite sa strane. Ostale sastojke stavite u blender i napravite sos, dodajte seckane paprika, paradajz i masline i time prelijte rezance od tikvica.

WALDORF SALATA

Preliv Majo
Komadići 2 jabuke
Pola šolje seckanih oraha
Rendani koren celera ili seckana grana lisnatog celera
Zelena salata

Promešati sirovi majonez, jabuke, orahe i celer i služiti na listovima zelene salate.

PETAK

DORUČAK:

Krekeri od lana i džem od sezonskog voća
Voćni smuti

UŽINA:

Banana šejk

RUČAK:

Sarmice od kupusa i kikirikija
Paradajz sok

UŽINA:

Krekeri sa sirom od indijskih oraha

VEČERA:

Gaspaćo

KREKERI OD LANA

Pola šolje mlevenog lana
Pola šolje krema od badema (ono što ostane posle ceđenja bademovog mleka)
Ili mleveni badem sa malo vode

Sastojke pomešati, oblikovati kriške hleba i sušiti dok ne budu poput regularnog crnog hleba

BANANA ŠEJK

2 banane
Kašika godži bobica
Kašičica kakao praha
Šaka lešnika
Šolja vode

Sve sastojke staviti u blender. Ako je pregusto, dodajte još vode.

SARMICE OD KUPUSA I KIKIRIKIJA

Pola šolje rendanog crvenog kupusa
Pola šolje rendanog zelenog kupusa
5 rendanih šargarepa
Pola crvene paprike, sečene na tanke trake
Pola šolje svežeg lišća nane
Šolja klica (suncokret je najbrži, ali može i kinoa)
ili
Pola šolje indijskog sirovog oraha
ili
Pola šolje sirovog mlevenog kikirikija
Listići nori alge za pakovanje rolnica
ili
Listovi zelene salate
ili

paket suvih pirinčanih kineskih palačinki (najbolje, a može da se kupi i kod nas), koje se nakratko potope u vodu i odmah mogu da se upotrebe.

Sve sastojke pomešati. Listiće nori alge potopiti u vodu. Puniti ih nadevom i praviti rolnice. Potrebno je malo veštine -u našim uslovima, nori algu slobodno zamenite sa zelenom salatom.

Stavljati po kašiku nadeva na list zelene salate i praviti sarmice.

Služiti uz sos od kikirikija

SOS ILI PRELIV OD KIKIRIKIJA

Pola šolje sirovog kikirikija
3 kašike meda
4 kašike susamovog hladno ceđenog ulja
4 kašike limunovog soka ili organskog sirćeta od divlje jabuke
Parče svežeg đumbira

Sve sastojke proraditi u blenderu dok masa ne postane kremasta - slobodno dodajte ulje i limunov sok da bi bilo kremastije.

Ako vam je lakše, prvo na suvo sameljite kikiriki, pa umešajte ostale sastojke.

GASPAĆO

2 - 3 krekera od lana
Kilogram na krupno isečenog paradajza
Jedan krastavac, oljušten i iseckan
Jedna zelena paprika, seckana
Mala glavica crnog luka
2 čena belog luka
5 kašika maslinovog ulja
2 kašike limunovog soka
1 kašičica mlevenog kima

Sve sastojke stavite u blender, ostaviti malo seckanog povrća za garnirung, dodajte par kocki leda, stavite u frižider da se dobro ohladi – naravno, dodajte vode ako je potrebno.

SUBOTA

DORUČAK:

Palačinke od kruške i banane
Sirova nutela
Voćni smuti

UŽINA:

1 banana

RUČAK:

Pljeskavica od oraha
Pire od karfiola

UŽINA:

Voćni smuti

VEČERA:

Mešana salata sa semenkama

PIRE OD KARFIOLA

Pola glavice karfiola
Čaša vode
120 gr sirovih indijskih oraha
Malo himalajske soli
Malo oregana
Malo ruzmarina
Malo maslinovog ulja

U blenderu samleti karfiol i vodu. Procediti svu vodu iz smese. Oceđeni karfiol pomešati sa samlevenim indijskim orasima, dodati so, ulje, ruzmarin i oregano.....

MEŠANA SALATA SA SEMENKAMA

Od svega po malo, u svim bojama: malo kukuruza, malo graška, rendani krastavac, rendana bundeva, seckana paprika, paradajz, pomešajte I začinite limunovim sokom I mešavinom hladno ceđenih ulja. Odozgo pospite sa mlevenim orasima, lesnicima, susamom, lanom...

NEDELJA:

DORUČAK:

Voće
Voćni smuti

UŽINA:

Voće
Voćni smuti

RUČAK:

Šarena salata sa semenkama

UŽINA:

Čokoladna bomba

VEČERA:

Voće
Salata

Nedeljom opušteno: sve što imate u kući, bez kuvanja, pečenja, mučenja, povrće I voće, hladno ceđena ulja, semenke i klice, slobodno i kreativno. Čokoladna bomba je za ljubav i relaksaciju.

ČOKOLADNA BOMBA

2 banane
Šaka samlevenog godžija
Šaka lešnika
Parče ljute papričice
Parče đumbira
Cimet po želji
Kašika kokosovog ulja
5 slatkih velikih suvih urmi
Pola avokada

Sve sastojke staviti u blender i raditi dok ne postane izvorna čokolada... Dajte je najpre sebi a zatim i najmilijima.

Sada imate sve i ne želim da čujem nikakve više izgovore, tipa "kako ću, šta ću, šta ako....". Ako idete na put ili ste dugo na poslu, spremite sebi litru dobrog smutija od svega i svačega i to će vas držati do uveče, uz suve jabuke sa cimetom i krekere. Uveče se slobodno prepustite mašti i onom što imate u kući. Za nedelju dana videćete prvo poboljšanja na koži, zatim će vam kosa postati življa i sjajnija, osetićete lakoću i unutarnju čistotu. Za mesec dana krvna slika će vam biti odlična. Za četiri meseca i teže bolesti i tegobe će nestati. Izgubićete višak kilograma, nestaće vam podočnjaci, budićete se radosni. U restoranima slobodno kreirajte svoj salatni obrok, recimo naručite "pileću salatu bez piletine", ali pazite da vam ne naplate i piletinu koju niste hteli! Borite se za sebe, ne stidite se svog zdravlja i svog puta! Na poslovnim koktelima jedite dekoraciju, na slavama uvek ima neka salata. Ne dozvolite da vas gledaju kao bolesnika, oni koji su najbolesniji. Budite ponosni na sebe i svoje odluke. Ne zaboravite da uz to vežbate, dišete, relaksirate se, date sebi češće predahe i odahe. Uskoro će krenuti i pozitivne misli i razne nove ideje. Jednom rečju, na putu ste da rodite novog sebe! Ako vas ova knjiga nije dovoljno inspirisala, u knjigama Kotlići su u paklu, u raju nema kuvanja i Živoj hrani za živu decu i živahne roditelje, imate još gomilu razigranih recepata. Javite mi se sa rezultatima i dođite mi u selo Babe!

Neka je priroda sa vama!

Sadržaj:

Maja Volk
SIROVI ŽIVOT
(kako početi početak)

Izdavač
Nova POETIKA
Milentija Popovića 32A/15, Novi Beograd, BEOGRAD
Telefon:
+381 61 720 62 69

Za izdavača
Milomir Bata Cvetković

Glavni i odgovorni urednik
Lazar Janić

Lektura i korektura
Jasna Popović Ljubova

Dizajn
Teodora Živković

Tehnički urednik
Milomir Bata Cvetković

**www.novapoetika.com**